——原水文化——

您的健康，原水把關

Red Mold Rice
Health Laboratory

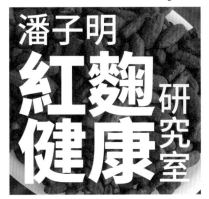

潘子明
紅麴
健康
研究室

國際紅麴教父
臺灣大學農業化學所博士
生化科技學系名譽教授

潘子明——著

PART 1 讀者最關心的 紅麴健康大小事 Q&A

專家破解迷思 提供正確解答 ┈┈┈ 024

PART 2

紅麴科學研究室
——認識紅麴及其培養技術大解密

PART
3

紅麴健康研究室

——科學實證用紅麴逆轉 12 大慢性病

APPENDIX 1　認識食品、保健食品與健康食品

APPENDIX 2　紅麴相關研究成果之論文發表 …… 213

專文推薦 1

紅麴的科學化
民眾的福音

文／賴明詔
中央研究院院士、中國醫藥大學特聘講座、前成功大學校長

　　紅麴是華人世界裡歷史悠久的營養品及食物添加物，但過去曾一度失去它在健康食品界原有的光芒，起因於它對健康的有效性受到質疑，甚至可能具有毒性會造成身體的傷害。但在本書作者潘子明教授的努力之下，用科學的方法改良培養紅麴菌及萃取紅麴的方法，再用精密儀器分析它的成分（一共有 30 多種），並逐一檢驗各個成分的性質及療效，終於找到幾個成分具有各種影響身體健康或可以改善慢性病的藥方。

　　這些療效是透過嚴謹的實驗方法，包括細胞實驗、動物實驗方法來證明的。有些更進一步，用初期的臨床實驗來加值，這樣一系列金字塔式的實驗程序符合嚴格的科學實證標準。潘教授的團隊應用這些方法證明紅麴有多種成分，可以對許多慢性病有實質的療效。包括高血壓、高血脂、肥胖、運動疲勞、帕金森氏

症、阿茲海默症病患都有療效，這些疾病是困擾高齡社會的主要疾病，正是大家希望聽到的福音。

值得注意的是紅麴有 30 幾個成分，目前我們知道的僅是它的皮毛，我們期待現今科學化的分析，將能夠帶給我們更多的新藥或健康食品。另一方面逐步的分析也可以避免可能存在的毒素，終將證明紅麴是值得推廣的健康食品。潘子明教授是國內研究健康食品的權威，他用嚴格的科學方法來分析紅麴及其他營養品，他把這個領域的嚴謹度及科學化帶到更上一層樓，值得讚賞的是，他的研究成果多數發表在國際期刊，經過嚴格的審查。我們期待他的研究能給我們更多的紅麴產品，來維護國人的健康。

這本書利用淺顯的文字，將這些複雜的研究資料轉化成一般人可以看得懂的內容，而且也對大家想要知道有關紅麴的問題，提供了很好的解答，值得推薦。

見證研究團隊
為保健食品努力之成果

文／張金堅

臺大醫學院名譽教授、乳癌防治基金會董事長

　　我與潘子明教授從就讀臺灣大學時就已經認識，在學生時代曾有很多互動，我印象中的他是一個非常務實而且勤奮向學的人。25 年前我成立了乳癌防治基金會，也曾邀請潘教授多次來基金會對民眾進行健康專題演講，對於潘教授在紅麴與乳酸菌方面研究之投入有深刻的了解。欣聞潘教授欲將其研發 18 年，又經生技公司技轉後將其研發成果轉譯為生技產品，一路努力之成果整理成科普書籍，讓國人對臺灣保健食品多一層認識，這是非常值得肯定的事，本人義不容辭樂意推薦。

　　國內生技領域各大學之研發成果在國際上應屬前段班，然能將研發成果落實為產業的卻不多。潘教授原來於 2015 年已將功效成分為 monacolin K 之產品經過衛生福利部審查獲得調節血脂功效之健康食品認證，然因 monacolin K 先後在 2012 年

與 2022 年被美國 FDA 與歐盟各國衛生單位做出不准販售與限量販售之處分，馬上將紅麴之功效成分由 monacolin K 改為更安全有效的黃色素 monascin 與 ankaflavin。在安全上更是費心檢驗，而獲得美國 FDA 嚴格審查頒給新膳食成分（new dietary ingredient, NDA）之證書，成為目前全世界唯一可以在美國以膳食成分販售的紅麴產品。此新成分之產品也再度於 2017 年獲得臺灣調節血糖與調節血脂雙認證之健康食品。

潘教授曾於 2009 年出版《發現紅麴新價值》一書，當時發表學術論文 31 篇，截至今年學術期刊論文與專利等研究成果已累積到 138 篇，藉由此新書《潘子明紅麴健康研究室》之發表，讓我們完整看到超過 60 位碩士生及 23 位博士生在潘教授帶領下經過 18 年的努力，見證潘教授為預防醫學研究費盡心血的付出及所獲得的豐碩成果。

紅麴的研發，從當作食品色素與發酵原料的 1.0 版，進展到知道有保健功效的 2.0 版；1979 年日本 Endo 教授發現紅麴發酵產物 monacolin K 具有降膽固醇的 3.0 版；如今更發現更安全更有效、以黃色色素 monascin 與 ankaflavin 為功效成分的 4.0 版。企盼全世界的紅麴研發人員能更往 5.0 甚至 6.0 版之紅麴而努力。

專文推薦 3 |

紅麴產品是您
健康路上的好朋友

文／洪泰雄

獲教育部頒授助理教授證書
在國立臺灣大學生物產業傳播暨發展學系教授營養教育與傳播課程，中原大學
通識教育中心教授飲食自覺與管理課程

　　迄今約 100 年前，被稱為「乳酸菌之父」的俄羅斯微生物學家梅契尼可夫，透過醫學和生理學，首度驗證了「發酵食物有益健康」的概念，梅契尼可夫曾前往保加利亞旅行時發現當地有許多超過 99 歲的長者，他們的飲食方式是將牛奶發酵後拿來食用；也就是說多吃優格有延年益壽的功效。梅契尼可夫進一步研究發現，優格裡的乳酸菌能改善腸道環境，於是大力宣揚「優格不老長壽論」，這項研究讓他在 1908 年獲頒諾貝爾生理學或醫學獎。

　　後來，在美國發現「醋」有維持健康的效果。美國政府調查全國各地的罹病率，以及各州人民平均醫療費，結果發現罹病率最低、長壽人數最多的地區是佛蒙特州，他們在蘋果酒裡加入醋酸菌製成蘋果醋，因此健康的因果關係和它有關。另外，我也發

現照顧媽媽的印尼幫傭喜歡吃一種名為「天貝」的大豆發酵食物，它是具有預防腦血栓的蛋白質食物。

多數的研究報告指出，經常攝取大量肉類的人，相對容易罹癌，因為肉類蛋白質在體內分解時，會受到有害的腸內細菌影響，引發胺基酸一連串氧化作用，製造出致癌性的硝基化合物。如果能多吃優格、優酪乳等好菌就會排除壞菌，帶來整腸效果，能有效預防大腸癌和直腸癌。

日本人喜歡吃味噌及納豆，一般人的飲食中含有許多醃漬醬菜，這些發酵菌作用在腸道內，可提升身體免疫力。而日本人正是全世界最長壽的國家之一。

從 2016 年開始，美國醫學期刊出現大量的文章，討論關於腸道微生物菌相如何和我們的免疫系統產生關聯。大家開始注意到腸道的重要性可能不亞於大腦，而腸道菌相的多元生態，和發酵的關聯至深。這股迷人的發酵之風，也重新吹進了我們的生活裡。

本書中提到民眾選擇吃紅麴保健食品的目的，源自古人藥食同源的觀念，希望以廚房代替藥房，以預防飲食取代藥物治療，維持健康或更健康。而紅麴即兼具藥用與食用雙重作用，紅麴產品已證實的保健功效包括調節膽固醇、降三酸甘油酯、提高高密度脂蛋白膽固醇等，而其在食品功能方面則是葷素皆宜，甚至釀酒、釀醋、紅豆腐乳都是佳品。

臺灣的生技產業蓬勃發展，尤其是以微生物培養生產具有改善食品風味或具有保健功效的保健食品等發酵技術均已獨步全

球。現代人們的生活習慣改變、醫療費用不斷提高,這些因素都促使紅麴等保健食品蓬勃發展。

我和潘子明教授是臺灣大學同事,相識相知甚久,他不分晝夜投入紅麴相關的研究,發表了 138 篇紅麴相關研究論文,其中以代謝症候群預防醫學之研究最多,共有 63 篇研究論文與 10 個專利。此外以他 4 種動物模式確認紅麴改善阿茲海默鼠學習記憶能力之研究,更在國內外學術界備受重視。從 2010 年開始至今,潘子明教授研究團隊,針對紅麴改善糖尿病功效,共發表了 13 篇學術論文,全部刊登於 SCI 學術期刊。現他將這麼多年來的研究成果整理成較為易懂的文字及圖表並付梓印刷,讓民眾釐清對紅麴這個「發酵食品界的紅寶石」的作用與迷思,實為大眾之福。

我相信每一個人只要認真了解本書的內容,必能對紅麴的效用有一定的了解,進而能分辨市售產品的好壞,購買相關產品,以改善自身及家人的健康。當身體健康了,你的生活態度也會有所不同,更進一步地說,因生活態度的變化,也許就是促使你人生大大改變的契機。

用安全、有效且天然的營養品 維護健康

文／谷月涵
美國財經分析師「台灣先生」、寬量國際策略長

　　如果要說人們在這兩年的新冠肺炎疫情（Covid pandemic）之下學到了什麼重要的一課，那或許是：我們過去認為的一個小小的慢性病在與其他健康問題交互作用下，可能成為重大的健康風險因子。那些因感染 Covid 而住院或者死亡的人，很大一部分是原先就有高血壓、高膽固醇和其他可控制的慢性病的病患。然而在現今這個時代，我們不應該容忍任何一個會影響我們健康的因素。

　　現代西方醫學著重透過手術或者藥物來治療疾病，而非在疾病發生之前先行預防，比起事後治療，後者才是管理健康時更安全、更有效率、更便宜的方法。在臺灣，心臟病和中風是排名第二及第三名最常見的死因，這兩個疾病都和血管健康相關。因此，保持血管的乾淨和健康，或許是我們能做的用來保護自己的最重

要方法，同時也是我們能幫助家人不成為其他人負擔的最佳手段。

臺灣的醫療保健在健康照護的花費、品質和可取得性等方面，是全世界最佳的系統之一。但這也造就民眾對於這樣的制度過於自滿，並且毫不注意自身健康，期待國家的醫療系統會照顧我們。事實上，我們都應該對自己以及家人的健康負責，醫院只能是我們不得已之下的最終去處。

潘子明教授是臺灣最知名的營養補充品研究權威，他研發了一系列高度安全、有效且完全天然的營養品，讓人們得以維持日常的健康。我已經使用這些補充品超過 10 年了，我極度推薦所有人都應該花一些時間讀這本書，向更有效的健康管理養生法邁出第一步。

作者序 |

畢生奉獻於研究
期許讓人人健康受用

　　我與臺灣大學的緣分，始於 1965 年進入臺大念學士學位，1978 年完成臺大博士學位後，隨即任教於文化大學應用化學研究所，一待 15 年，1993 年因緣際會轉任行政院衛生署預防醫學研究所（衛生福利部疾病管制署前身）擔任細菌組組長 5 年，之後又無縫接軌於 1998 年，也就是我離開母校 20 年後，再度回到臺灣大學農業化學系（後轉到生化科技學系）教書做研究，沒想到一頭栽入竟也屆滿 18 年，直到 2016 年退休，對此我感到特別珍惜與感恩。

　　回想在臺灣大學服務的期間，真的是一天當兩天用。一共指導博士班學生 23 位，碩士班學生 65 位。不分晝夜地撰寫論文，甚至曾有一年發表 27 篇科學引文索引（Science Citation Index, SCI）期刊論文的紀錄。還有學生若凌晨以 e-mail 寄來文稿，我就會在 4、5 點起床，修改到 7、8 點回寄給學生，學生起床後即已收到修正稿。學生們都熟知老師的個性，如有文章或稿件寄到我這裡，我是隨時開信箱，以免耽誤了投稿或送交計畫的時間。

當年回到臺灣大學任教時，臺灣正興起保健食品的研究熱潮，在慎重思考後選擇了中華民族特有的傳統紅麴與東、西方人們均能接受的乳酸菌作為研究對象。紅麴方面，早期以全發酵產物進行功效評估，因醫界人士常提問是何成分之功效，乃將紅麴發酵產品經分離純化，以各種光譜確認發酵產物中共有 34 個純物質，再以單一成分進行功效評估，確認各種保健功效之活性成分，甚至該活性成分呈現該功效之機轉亦已確認。至今已將功效最多之兩種成分，完成進入體內之藥物動力學研究，為醫藥物研究開啟了一扇門。

由衷感謝一路以來與我共同努力奮鬥的研究生們，沒有你們絕對無法有此尚稱滿意的成果。博班學生我們主動加碼，由系所規定畢業門檻的 1 至 2 篇 SCI 期刊論文加碼至 3 篇，碩班同學的論文也多能登上 SCI 期刊。如此日以繼夜的努力，才能交出了紅麴 138 篇、乳酸菌 54 篇的研究論文。

在 138 篇紅麴相關研究論文中，以代謝症候群預防醫學之研究最多，共有 63 篇研究論文與 10 個專利。此外以 4 種動物模式確認紅麴改善阿茲海默鼠學習記憶能力之研究，更在國內外學術界備受重視。

紅麴是微生物中黴菌的一種，在東方國家（尤其是中華民族與日本）被用為食品已有千年以上歷史。早年紅麴常被用為食品色素或於發酵時利用其分泌酵素促進發酵作用，如用以製造酒、醋等食品。自 1979 年日本學者 Endo 教授發現其發酵產物中的莫那可林 K（monacolin K）具有調降膽固醇功效後，紅麴才正式成為保健食品的生產菌株。筆者將紅麴米中分離所得紅麴菌株以傳統菌株改良方式，改良而得一株優良菌株，將其命名為

Monascus purpureus NTU 568（簡稱 NTU 568）。

　　一般紅麴發酵產品之保健功效成分為莫那可林（monacolin K），早年在美國因其化學結構與降膽固醇藥物他汀（statin）結構相同，故美國食品藥物管理局（Food & Drug Administration, FDA）禁止含莫那可林之紅麴在美國以膳食補充劑販售，必須符合藥品規範才能以藥品方式販售。由於學術期刊對降膽固醇藥物他汀發表多篇引發橫紋肌溶解症等副作用之報告，美國 FDA 更在 2012 年發布警告：他汀類藥物可能引發肝損傷、喪失記憶、糖尿病及肌肉傷害之風險（FDA Consumer Health Information / U.S. Food and Drug Administration, January 2012）。

　　歐洲各國接著也於 2014 至 2016 年公告每人每天莫那可林之限用量為 0 至 10 毫克。顯示雖然紅麴中之莫那可林可以抑制體內膽固醇的合成，而能調節血脂，但其引發的風險不容忽視。

　　在此對紅麴保健成分莫那可林有可能引發健康風險之情形下，乃使用紅麴菌株發酵米、甘藷、薏仁或山藥等之發酵產物，以水、乙醇或丙酮等溶劑做一系列之萃取、經純化後以核磁共振光譜儀（nuclear magnetic resonance, NMR）、質譜儀（mass, MS）、紅外線光譜儀（infrared, IR）與紫外線光譜儀（ultraviolet, UV）等光譜儀器進行結構資料之解析，共分離出 34 種純化合物，再以此 34 種純物質進行代謝症候群（高血脂、高血糖、高血壓與肥胖）與失智症之功效評估試驗，研發出含黃色素 monascin 與 ankaflavin（分子式各為 $C_{23}H_{30}O_5$ 與 $C_{26}H_{32}O_5$）之發酵產品，以下簡稱紅麴黃色發酵產品。如將 3 毫克之 monascin 與 1.5 毫克之 ankaflavin 混合，則成為保健產

品之原料,稱為 Ankascin 568-R。

　　衛生福利部在審查健康食品時係將安全擺第一位,安全性審查通過後再審查功效性與安定性。紅麴黃色發酵產品之安全性,係由昌達生化科技股份有限公司(QPS Taiwan)依據實驗動物照護及使用委員會(Institutional Animal Care and Use Committee, IACUC)宣言之規範進行(Study Number: T68213001-GN)。以 48 隻雄鼠與 48 隻雌鼠(SD 大鼠)進行 13 週連續餵食試驗,結果不論在臨床觀察、生理生化檢查上均無不良影響,並測得 Ankascin 568-R 的無不良可觀察副作用劑量(no observed adverse effect level, NOAEL)為 796.2 mg/kg/day,此為建議攝取量的 230 倍,證實產品之安全性。

　　此外也由於安全性實驗數據完整,獲得美國 FDA 頒發保健膳食新成分(New Dietary Ingredient, NDI)證明。在美國 FDA 發給 NDI 證明書的第二段第三行有:The product is safe for long term consumption. 之敘述,此為在美國 FDA 非常難得對一種保健食品原料的評價。目前此產品為唯一可以在美國以膳食補充劑販售之紅麴產品。

　　有感於這幾年來國人健康意識抬頭,為使讀者能更進一步了解紅麴發酵產物的健康價值,而非停留在紅麴僅應用於製作傳統紅糟肉或紅麴香腸、紅麴麵條等滿足口慾的美食或做為安全增色劑的印象而已。本書首先以 PART 1 幫助讀者導正紅麴的種種迷思;PART 2 科學研究室,則是帶領讀者深入了解紅麴培養技術大解密;PART 3 健康研究室,相信是讀者最關心也是我和團隊畢生研究的心血成果大公開,亦即用科學實證來證明紅麴可以逆轉 12

大慢性病症。特別收錄一是希望能幫助讀者清楚辨識食品、保健食品與健康食品的不同，以利正確選購；特別收錄二則是把多年來有關紅麴的研究成果之論文與專利發表分享出來，讓有興趣的讀者也可以一探究竟，更深入搜尋原始發表之學術期刊論文。

我把自己的大半生奉獻在研究工作，也致力把這樣的實驗成果產品化，期待這本書能讓大家看見紅麴的健康力量，也能更因此善待自己以及家人的健康！

作者序　畢生奉獻於研究　期許讓人人健康受用

潘子明
紅麴健康
研究室

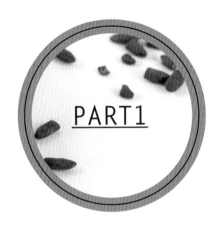

PART1

讀者最關心的
紅麴健康大小事 Q&A

| PART 1 |

專家破解迷思
提供正確解答

Q1 紅麴是什麼？紅麴有哪些功效或好處？

　　紅麴是利用紅麴菌生長於蒸煮過的穀物（米或山藥等其他原料）所培養出來的發酵食品。紅麴可促進食慾、促進血液循環，也可幫助消化。紅麴代謝產物經實驗證實，具有調節血脂、調節血壓、調節血糖、抗氧化、改善老人失智症學習記憶能力等功效。

Q2 紅麴既然好處多多，那麼紅麴醃肉製品，例如紅糟肉、紅糟排骨或香腸也算是健康的食物嗎？

　　日本將含膽固醇抑制劑之紅麴加入香腸、日式火腿等肉製品中，可提供特殊甘甜風味及保健功效，很受消費者歡迎。臺灣同樣有多種紅麴香腸等食品販售，銷路均極為良好。近來研究指出，以紅麴色素取代香腸中原添加之亞硝酸鹽類，在呈色上有良好成效。如以紅麴與米飯混合後再次發酵所製出的紅糟，是製成紅糟肉、紅糟海鰻、叉燒肉、紅糟蛋及紅糟泡菜等美味食品的重要加

工原料。當然經過高溫油炸或燒烤的烹調料理方式，一定美味可口，但也確實大大降低了健康功效。

　　根據研究，要由一般食品攝取能達到上述功效的量均很大，所以生技業者會研發適當加工方式，如萃取或濃縮使功效成分濃度增加，較適合一般民眾透過攝食保健食品達到保健功效。

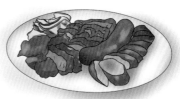

Q3 把紅麴製作成餅乾、米糕、麵食或麵包，仍然有健康功效嗎？不然為什麼要提煉製成膠囊？

　　在麵條或烘焙食品的原料配方中添加少量紅麴粉，可改善外觀、香味並大幅提高附加價值，也有一定的功效，但一般不易達到預期效果，除非產品中功效成分濃度很高。在選購上要特別留意產品說明，並且要注意不要受雜菌汙染。如果從健康功效來看，當然無法跟濃縮萃取成保健食品且經過政府認證核可的膠囊比擬。

Q4 為什麼這幾年紅麴保健食品會如此快速成長？

　　民眾選擇吃紅麴保健食品的目的，源自古人藥食同源的觀念，希望以廚房代替藥房，以預防飲食取代藥物治療，維持健康

或更健康。紅麴即兼具藥用與食用雙重作用，有些紅麴產品已證實的保健功效包括調節膽固醇、降三酸甘油酯、提高高密度脂蛋白膽固醇等，而其在食品功能方面則是葷素皆宜，肉、魚、蛋、豆腐等動植物食品皆可搭配，此外釀酒、釀醋、紅糟肉、紅豆腐乳都是佳品。

臺灣的生技產業蓬勃發展，尤其是以微生物培養生產具有改善食品風味（如味精或核酸系列調味料）或具有保健功效的保健食品（如益生菌、紅麴）等之技術（即發酵技術）均已獨步全球。加上現代人們的生活習慣改變、醫療費用不斷提高等因素影響下，因而使紅麴等保健食品蓬勃發展。（圖1）

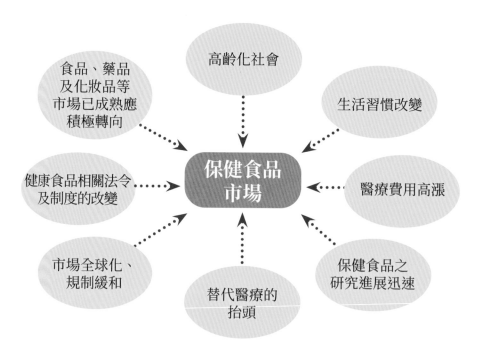

圖1 保健食品市場成長主因
資料來源：食品與開發 vol. 35, no. 3, p. 19

Q5 保健食品會不會都是有疾病症狀的中老年人吃居多？紅麴保健食品都是哪些人在吃？

近幾年來國人健康意識抬頭，也比較有餘力以預防方式來保健身體，所以在臺灣保健食品絕對不是有疾病症狀的中老年人吃的居多。消費者服用保健食品的目的依年齡層和不同功效的需求程度也有差別，35 歲以下年輕人和介於 35 和 55 之間的中壯年者，大多以免疫調節功效需求最高；而 55 歲以上者則以骨骼健康和心血管健康的需求居多。從表 1 可看出，選擇吃紅麴的年齡層從 35 歲以下到 55 歲以上都有，因為紅麴的保健功效極為廣泛，從改善包括三高的代謝症候群到抗疲勞、心血管疾病與保肝（詳如本書 Part 3 所述），故壯、中年到老年也都有所需求。

表 1 各年齡層消費者服用保健食品的目的

功效需求	<35 歲	35-55 歲	>55 歲
免疫調節	17%	17%	14%
抗老化	3%	16%	11%
骨骼健康	3%	11%	17%
美容	13%	8%	1%
抗疲勞	13%	7%	1%
預防疾病	4%	9%	11%
基礎營養	11%	6%	7%
瘦身	15%	5%	3%
心血管健康	2%	7%	17%
保肝	5%	4%	6%
排毒	6%	4%	1%
明目	4%	2%	7%
促進新陳代謝	4%	4%	3%

資料來源：常春月刊, No. 252

Q6 紅麴保健食品應該要怎麼吃才能達到最佳成效？

保健食品顧名思義就是希望能夠藉由吃進去食品含有的特殊功效成分以達到保養身體、使身體更加健康的目的。但是面對琳瑯滿目的紅麴保健食品，不但要選對產品，吃法也要正確，才能達到最佳成效，以免未蒙其利先受其害。

原則 1：**不要混著吃**

1. 同時服用阿斯匹靈、抗凝血劑、魚油，會大幅增加出血風險。

2. 紅麴原先的降膽固醇成分 monacolin K 與降血脂 statin 類藥物成分相同，併用有過量風險。

原則 2：**適合於飯後吃**

因為紅麴的功效成分紅麴黃色素 monascin 與 ankaflavin 為脂溶性成分，飯後消化器官內食物脂肪含量較多，比較容易將功效成分運送、吸收而達保健功效。

原則 3：**品質須有保障**

紅麴是經由紅麴菌發酵而來，而發酵過程可能會產生具有劇毒之橘黴素（citrinin），故要選擇品質管制良好的工廠所生產之產品，才不至於買到受雜菌汙染之產品（製造工廠必須通過 GMP 認證）。此外購買之成品最好通過衛生福利部健康食品認證，即產品包裝盒上有健康食品認證，並標示衛部健食字第 AOOOO 號，品質才有保障。

Q7 購買紅麴等保健食品時的營養標示要注意哪些重點？

衛生福利部對於營養標示已有規範，任何涉及「提供特殊營養素」、「提供特定保健功效」的保健食品均需要標明清楚。至於標示是否符合規定，需要消費者在購買時詳加審視其營養標示（圖2）。

當然如紅麴等微生物生產的保健食品，最好能標示使用之菌株。所有生物的命名都採用所謂的二名法，即屬名（genus）加種名

```
┌─────────────────────────────────┐
│            營 養 標 示            │
├─────────────────────────────────┤
│  每一份量 0.6 公克 (1 粒膠囊)      │
│  本包裝含 30 份                   │
├─────────────────────────────────┤
│                         每日參考  │
│                  每份    值百分比 │
├─────────────────────────────────┤
│  熱量         2.1 大卡      0%    │
│  蛋白質       0.01 公克     0%    │
│  脂肪         0.02 公克     0%    │
│    飽和脂肪   0.01 公克     0%    │
│    反式脂肪    0 公克       *     │
│  碳水化合物   0.5 公克      0%    │
│    糖          0 公克       *     │
│  鈉           1 毫克        0%    │
└─────────────────────────────────┘
```

＊參考值未訂定

每日參考值：熱量2000大卡、蛋白質60公克、脂肪60公克、飽和脂肪18公克、碳水化合物300公克、鈉2000毫克

圖2 健康食品營養成分及含量之標示方式

（species），屬名類似於人名的姓，種名則類似於人名的名。屬名、種名相同者有如姓與名相同者，仍無法確認為何人，需有身分證字號才能確認。故微生物需屬名、種名與菌株編號（strain number）齊全，才能確認是那株菌，如同姓、名與身分證字號齊全才能確認是那個人。

同屬同種而菌株編號不同的 A 菌株與 B 菌株，其代謝產物會有不同，當然功效也會不一樣。如產品上標示菌株之屬名、種名與菌株編號，消費者可上網搜尋相關文獻，確認其所做過的研究有哪些，是否就是自己所需要功效的生產菌株。

Q8 紅麴保健食品的有效成分是用何種單位表示？濃度和毫克劑量有何意義？

毫克與濃度均常使用於保健食品有效成分之劑量表示上，但在不同情形應使用不同單位。從天然物濃縮萃取活性成分時，萃取物中的有效成分濃度才是品質優劣的關鍵。

衛生福利部對於食品中各種營養成分已訂有使用單位，如熱量以大卡表示；蛋白質、脂質、醣類以公克表示；鈉以毫克表示；其他則以公制單位表示。另應以每一份量為單位，並註明該每包裝所含份數。紅麴有效成分為 monascin 與 ankaflavin，其使用單位均為毫克。

Q9 Monacolin K 是什麼？為什麼有些廣告一直強調不含 Monacolin K ？

一般紅麴發酵產品之保健功效成分為莫那可林（monacolin K），早年在美國因其化學結構與降膽固醇藥物他汀（statin）結構相同，故美國 FDA 禁止含莫那可林之紅麴在美國以膳食補充劑販售，必須符合藥品規範才能以藥品方式販售。由於學術期刊對降膽固醇藥物他汀發表多篇引發橫紋肌溶解症等副作用之報告，美國 FDA 更在 2012 年發布警告：他汀類藥物可能引發肝損傷、喪失記憶、糖尿病及肌肉傷害之風險。歐洲各國接著也於 2014 至 2016 年公告每人每天莫那可林之限用量為 0 至 10 毫克。顯示雖然紅麴中之莫那可林可以抑制體內膽固醇的合成，而能調節血脂，但其引發的風險不容忽視。

在紅麴保健成分莫那可林有可能引發健康風險之情形下，我們經過一連串的研究與評估，終於研發出不含莫那可林而是含紅麴黃色素 monascin 與 ankaflavin 之發酵產品——Ankascin 568-R。

此產品在衛生福利部嚴格把關下，也通過安全性、功效性與安定性審查，獲得調節血脂與調節血糖雙功效之健康食品認證。此外也由於安全性實驗數據相當完整，獲得美國食品藥物管理局（Food & Drug Administration, FDA）頒發保健膳食新成分（New Dietary Ingredient, NDI）證明。目前此產品為唯一可以在美國以膳食補充劑販售之紅麴產品。

茲將不含莫那可林（monacolin K）、只含紅麴黃色素 monascin 與 ankaflavin 之發酵產品 Ankascin 568-R 與傳統紅麴（含莫那可林 K）之性質比較列示如表 2：

表 2 Ankascin 568-R 與傳統紅麴性質比較

	Ankascin 568-R	**傳統紅麴**
發酵生產方式	自動化固態發酵生產	開放式發酵
專利	多國專利；18 項專利	未知
SCI 期刊論文	138 篇學術論文	未知
活性成分	新化合物（黃色素）Monascin, Ankaflavin	莫那可林（Monacolin K）
作用機轉	抑制膽固醇吸收，促進膽固醇分解	抑制膽固醇合成
副作用	無	糖尿病、肌肉酸痛、肝腎損傷

Q10 同樣是紅麴健康食品，為什麼許可字號有兩套：衛部健食字第 A123456 號與衛部健食規字第 123456 號？

　　保健食品中之紅麴與魚油，因該產品有長期安全使用歷史、該產品之功效機轉明確、該產品之有效成分明確、該有效成分之分析方法已建立，在此 4 個條件皆符合的情況下，為節省廠商申請時功效評估之龐大費用，在申請時只要提出功效成分檢驗報告書，如有效成分符合衛生福利部公告的規格標準，不必做功效試驗，經衛生福利部書面審查（不必經過審查委員開會審查），即可給予健康食品認證。但為了讓消費者有所區別，通過健康食品之許可字號以「衛部健食字第 A123456 號」與「衛部健食規字第 123456 號」加以區別。

Q11 如何選購紅麴保健食品才較安心？

　　市面上紅麴相關保健品琳瑯滿目，政府無法全面抽驗把關，但通過健康食品認證之保健產品約 400 多種，衛生福利部食品藥物管理署會針對上市之健康食品產品加以抽驗，確保在產品有效期限內，其功效成分或指標成分，仍在標示量以上。所以採購經國家認證的健康食品，是民眾選擇保健食品時最明智的決定。

Q12
既然紅麴保健食品這麼好，那麼選購高劑量或多吃幾顆對身體比較好嗎？

「既然紅麴對身體有益，多吃幾顆或是選擇高劑量應該對身體最好吧！」這是錯誤的觀念，千萬不可過量補充，以免影響身體機能的運作。

衛生福利部特別要求在通過健康食品審查之產品包裝盒上應加註多食無益等說明，此為極正確之規範。一般食用高劑量保健食品是希望能夠一次攝取到足夠的量，不過攝取時一定要注意每日最高的攝取量，因為過多的劑量會增加腎臟負擔，而且身體也無法留住這些營養素，最後只會隨尿液排出體外或蓄積在體內。水溶性的成分較不易蓄積在體內，過量時多可由尿中排出。但脂溶性成分則不易排出體外，多吃可能會蓄積在體內而引發不良效應，需特別小心。

Q13
紅麴保健食品哪裡買較安心？

既然保健食品是男女老少在不同階段可以強化身體機能的好東西，政府也用心嚴格加以把關，民眾也有一定程度的認知，在藥局、藥妝店、直銷商、保健食品專賣店或網路購物皆可選購保健食品。

藥局有購買方便、價格大眾化的特點。因為藥局原本是以銷售藥品為主，近年來預防醫學蔚為風潮後，現已成為銷售健康食品與保健食品的管道之一。

藥局老闆如能以專業觀點出發而不只是以利潤作考量，透過

藥局的通路，消費者就可以購買到優質的保健食品。

藥妝店的特色是採開架式陳列，方便顧客自行選購而不會受店員打擾，價格也較為大眾化。藥妝店是近十年來臺灣新崛起的保健食品購買管道，但因種類繁多，消費者反而不知哪種產品最適合自己。較適合購買基礎型的保健食品，如綜合維生素與礦物質等，至於需要解說的保健食品可能較不容易得到滿意的答案。

透過**直銷商**購買健康食品或保健食品的方式，在國內已有長達 30 多年的時間，目前已經成為許多人購買保健食品的主要管道。起因於保健食品常需要詳細解說，因此直銷商應運而生，因是採用人際網絡及口碑行銷，費時費事，直銷管道又有層層利潤的分配，所以價格也較昂貴。

目前在市面上有許多**保健食品的專賣店**，採開放式陳列，消費者可自行挑選，種類齊全，針對不同需求的商品又有專業人員服務，可以向他們詢問相關營養與健康的問題以及各種服用建議。對消費者而言，也是不錯的購買地點。

網路購物早已成為現代人購物趨勢之一，不用花太多時間，也不用出門，就可以搜尋到相關資料，然後再按下滑鼠，透過安全交易機制下單之後，就等產品送到家。如對某項產品已有所了解且確知其安全性及功能，確實是相當便利的方式。但近幾年網路購物淪為詐騙集團有機可趁的犯罪管道之一，筆者團隊所研發的紅麴製品也深受其害，因此在網路購物得更加謹慎，絕對不要貪小便宜。

Q14 紅麴保健食品該如何保存較好？

　　不論是何種保健食品，都要妥善地保存才能確保品質，不可因為一時的懶惰而隨意放置，以免因此削減了保健食品的功效成分。

1. **小包裝較不易變質：**一般人都習慣用大包裝的售價除以所含數量，來判斷保健食品單價的價格。雖然大包裝的單價較為便宜，但是因為只要一開瓶就會接觸到濕氣，變質的機率也會變高，最好是購買 1 至 3 個月服用的量，以利保存。另外，建議也可以購買大包裝，再自行分裝成小包裝，並且要注意栓緊瓶蓋，以達保存的效果。

2. **室溫保存比較好：**很多人習慣將保健食品放入冰箱保存，但其實冰箱屬低溫及密閉環境，並非保存保健食品的最佳場所。因為冰箱內外的溫度及濕度相差太大，若使用後沒有立即放回冰箱，反而會讓保健食品吸取更多濕氣，失去應有的功能。事實上，在室溫下保存好幾天，再放進冰箱，又再取出置於室溫下的保存方式，比直接保存在室溫下更為不妥。但如果習慣良好，使用後立即放回冰箱，是個不錯的可行之道。

3. **務必置於陰涼處：**放在室溫下儲存保健食品是個不錯的方法，但建議一定要選擇陰涼、陽光不易照射到的地方，並且在每次服用完畢，就立即栓緊瓶蓋。

4. **防潮箱幫助保存：**用來存放相機、底片的防潮箱，其實也是保存保健食品的好地方，但請注意取出使用後還是要立刻放回。不過，由於有防潮的功能，蓋子未栓緊也不會立即受潮，使用效果上較優於冰箱，因此不妨用防潮箱來存放家人的各式保健食品。

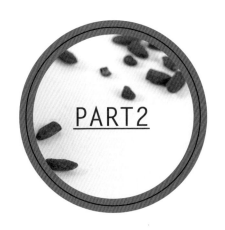

PART2

紅麴
科學研究室

——認識紅麴 & 紅麴菌實驗培養大公開

| 第一章 |

紅麴是何方神聖？

　　紅麴又名赤麴，古代紅麴稱丹麴，是中國典型的熟料米麴，在日本稱為 beni koji 或 anka koji，歐洲以中國紅米（red Chinese rice）稱呼，在臺灣則通稱為紅麴。

　　紅麴是利用紅麴菌生長於蒸煮過的穀物（米或山藥等其他原料）所培養出來的發酵食品。隨著生物科技的發展，多樣的紅麴代謝產物也激發了預防醫學的學術研究，且有驚人的進展，紅麴因應用於保健食品而身價百倍。紅麴菌的次級代謝產物如黃色素 monascin 與 ankaflavin、莫那可林 K（monacolin K）、γ- 胺基丁酸（γ-aminobutyric acid, GABA）以及 dimerumic acid，經實驗證實，具有調節膽固醇、調節血壓、調節血糖、抗氧化、改善老人失智症學習記憶能力等功效，紅麴儼然已成為健康加分的新風潮。

第一節　紅麴的歷史

　　在中國古代，將紅麴應用於醫療藥材、烹飪用的調味料、釀酒原料、醬油及豆腐乳的重要原料、食品著色劑與肉品防腐劑。紅麴在傳統飲食上的功能除了可增進食慾、幫助消化、促進血液

循環外，更曾是婦女坐月子的重要食補材料。紅麴的製程時間長、過程複雜，當發酵完成穿上一襲紅衣時，也練就了一身的好功夫。

（一）中國千年古書和藥典均有紅麴的記載

一千年前的北宋朝初期文物如陶谷所寫的《雜採隨》，唐五代典故《清異錄》上提到的「紅麴煮肉」；胡佰的《苕溪漁隱叢話》記載：「江南人家造紅酒，色味兩絕」；李之儀的《姑溪居士集》曾描敘「紅糟筍」；莊綽的《雞肋編》提及：「江南閩酒中公私醞釀皆紅麴酒」。元朝以後，紅麴的使用更普遍，許多調理食物的書和藥典上均有紅麴的記載。

到了明朝，紅麴的製法改良為用蒸飯做培養材料以縮短培養時間，李時珍所著的《本草綱目》對於以米飯培育紅麴的製作過程應如何調節品溫及補充水分有很詳盡的說明。《本草綱目》對於紅麴的功效則有如下記述：「紅麴主治消食活血，健脾燥胃。治赤白痢，下水殼。釀酒破血行藥勢，殺山嵐障氣，治打撲傷損，治女人血氣痛及產後惡血不盡」。

明末宋應星在其所著《天工開物》「丹麴」一節，除指出製作紅麴要選用精白粳米外，其中記載二次蒸飯及接種後的管理方法，均仍是目前國人製造紅麴之重要管理依據。另外，《本草衍義補遺》、《本草備要》及《醫林纂要》等均有紅麴藥效之記載。

（二）臺灣的紅麴係於鄭成功時代製酒匠人渡海引進

臺灣的紅麴，則相傳是前清時代鄭成功光復臺澎後，自福建渡海來臺的司阜（製酒匠人）所引進。考諸當時紅麴的製法是派人至大陸購買「麴公」，購得的「麴公」先製「麴公糟」，再

以此製成麴種，並進一步製成「麴種糟」，最後將米飯與麴種糟混合，培育成紅麴。

「麴公」是充分乾燥的米粒，具大蒜氣味，外表黑紫色，內部為紅白色，所含的微生物全部是紅麴菌，甚少含有其他雜菌，售價極昂貴，但對於其製造方法無任何記載可查。臺灣民間流傳，紅麴用來治小孩和老人夜尿及輕微氣喘的功效極為良好。

第二節　紅麴在傳統食品上的應用

紅麴如第一節所述作為釀酒原料、食品著色劑及肉品防腐劑外，也被民間當作藥材用以治療某些疾病。近年來，根據多項研究顯示，紅麴的確可產生多種經濟產物（如表 3 所示），包括菌體外的水解酵素、一級代謝產物和二級代謝產物，因而提高了可利用的價值。其中二級代謝產物更是未來生物科技的研究重點。

表 3 紅麴菌所產生之高經濟價值產物

一、菌體外的水解酵素

二、一級代謝產物（醇、酸及酯類化合物）

三、二級代謝產物
    1. 色素（紅色、橘色和黃色等）
    2. 改善骨質物質（glucosamine）
    3. 膽固醇調節劑（monascin 與 ankaflavin 等）
    4. 降血壓物質（γ-aminobutyric acid）
    5. 天然抗氧化物（flavonoids）
    6. 降血糖物質及其他尚待鑑定之生理活性物質

（一）菌體外水解酵素

菌體外的水解酵素是一種分解酵素，可以用來分解蛋白質、核酸、澱粉、半乳糖和果膠等，是高分子化合物分解酵素。

紅麴菌可產生澱粉分解酵素（amylase）、酸性蛋白質分解酵素（acid protease）、澱粉葡萄糖化酵素（glucoamylase）、麥芽糖分解酵素（maltase）、果膠分解酵素（pectinase）、半乳糖分解酵素（α-galactosidase）及核糖核酸分解酵素（ribonuclease）等，是製造發酵食品的好材料。

（二）一級代謝產物（醇、酸及酯化合物）

一級代謝產物是指紅麴菌在發酵時，直接獲得與菌體生長相關的化合物，如醇、酸、酯等。以紅麴菌 *Monascus anka* 培養於以葡萄糖為碳源培養基中，經 7 天培養後可產生琥珀酸（succinic acid）、檸檬酸（citric acid）、葡萄糖酸（gluconic acid）、草酸（oxalic acid）及乙醇（ethanol）等，即是紅麴的一級代謝產物。利用紅麴菌發酵產生這些醇、酸、酯類的應用，不光是食品，美顏保養品也很多，例如紅麴酒粕面膜、紅麴胺基酸沐浴乳和洗髮精等。

（三）二級代謝產物

二級代謝物產物也稱次級代謝產物，簡單來說，指的是非生長所必需的小分子有機化合物，缺少次級代謝產物，不會導致生物體立即死亡，但對於植物或是細菌、黴菌等微生物來說，可以幫助抵抗外敵的侵略或攻擊。例如，植物沒有腳，遇到天敵跑不了，此時自體會產生有「苦味或異味」的次級代謝產物，使天敵

不敢輕易嘗試。再加上，次級代謝產物具有特定的生理活性，例如人類從青黴菌提煉出來的青黴素，就被拿來作為抗生素使用。

換言之，是指必須經過轉化才能得到與菌體生長無關的物質，包括色素、改善骨質物質、膽固醇合成抑制劑、降血壓物質、天然抗氧化物質、降血糖物質及其他尚待鑑定的生理活性物質。大家在市面上看到的一瓶瓶色澤鮮豔的紅糟，就是最早被發現的紅麴二級代謝物——紅麴色素。而大家熟知的紅糟肉、叉燒肉，就是利用將豬肉浸泡在紅糟中，所做成的食品。

紅麴色素即是紅麴菌所產生的色素，屬於天然的色素。目前已知有 8 種色素之化學結構被確定出來，可分為紅色素（monascorubramine 及 rubropunctamine）、橘色素（monascorubrin 及 rubropunctatin）及黃色素（ankaflavin、monascin、yellow II 及 xanthomonascin A）三大類（圖3）。

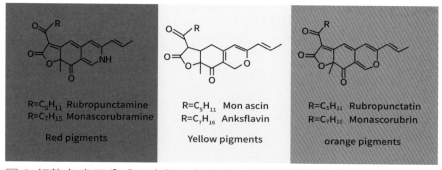

圖 3 紅麴色素可分成三大類：紅色素、黃色素和橙色素

一般 *Monascus purpureus* 及 *Monascus anka* 等紅麴菌所產生的紅麴色素乃以橙色素 monascorubrin 為主要成分，並有 rubropunctatin 及少量的 ankaflavin 和 monascin 混合存在。Fabre 等在 1993 年研究紅麴色素的安定性，在水溶液狀態時，紅色素對光及熱的敏感性較黃色素高，而抗氧化劑的存在（例

如維生素 E）可減少紅色素的脫色反應。由此可知，在紅麴菌所產生的色素中，紅色素較黃色素不安定；而實驗顯示紅麴菌 *M. ruber* 所產生的色素在中性或鹼性的環境下較安定。

長久以來，紅麴已被大量做為食品著色劑使用，且多數國內外學者之研究報告也指出，紅麴色素的安全性極高，因此認為紅麴色素是很安全的天然食品添加物。以紅麴色素採用口腔胃管強迫給予及腹腔注射兩種方法，進行動物安全性（急性及亞急性毒性）試驗，前者所得 50% 致死劑量（LD_{50}）大於每公斤 33.3 公克，超出安全標準 1 倍以上；而後者所得 LD_{50} 每公斤體重 8.7 公克，飼養 12 週經檢查內臟均無病變現象，確認紅麴色素食用安全性。因此將紅麴色素應用於食品染色是目前紅麴菌應用之主要方向之一。

Monascus purpureus 生產之色素已核准可用於食品。根據 Warner-Jenkison 公司於 1997 年對全球天然色素市場之統計，總產值為 9.4 億美元，其中紅麴色素市場產值為 1500 萬美元，占天然色素市場之 1.6%。

日本市場的紅麴色素，主要應用於蛋白質染色，如水產品等，蟹肉與魚糕的利用需求大幅成長，需求量為 650 公噸／年。

歐洲市場的紅麴色素，則主要應用在食品加工，尤其是在肉製品上。歐洲市場普遍認為紅麴為非常安全之添加物，在食品中可以不需標示，使得紅麴色素可在歐洲市場快速發展。

（四）紅麴機能性食品之開發

中國長久以來將紅麴菌應用於食品加工，日本多年來也有多家食品公司積極投入大量人力物力進行紅麴保健食品的開發，臺灣這幾年也開始重視，陸續也有紅麴產品問世，以下列舉目前市場上常見的紅麴機能性食品：

紅麴清酒、紅麴葡萄酒

在日本有以含膽固醇合成抑制劑的紅麴取代部分米麴，釀製含有膽固醇合成抑制劑的紅麴清酒，品名為「續青春」，酒精度為 15.5%。而臺灣則有菸酒公司所生產之「紅露酒」。近年臺灣菸酒公司推出之「紅麴葡萄酒」銷路極好，供不應求。「紅麴啤酒」亦已上市。

米醋

將日本傳統米醋製造所用米麴之半量改以紅麴取代外，另添加大豆粉以提高胺基酸含量，並加入海帶以提高甘味及增強海帶降血壓之功效。成品中胺基酸含量高達 1.3 g/mL，代表作為日本食品化學的「紅壽」。臺灣地區亦有多種紅麴醋在市面銷售。

高鹽分食品

由於紅麴具有降血壓的功效，又帶有甘味及抑制雜菌之作用，因此可用來製造含鹽或低鹽分發酵食品，提供高血壓患者健康之美味。例如：

● 紅麴醬油：在濃口醬油之製造過程中，以部分紅麴取代一般醬油麥麴，其加工後熟需一年以上，風味比一般濃口醬油更濃厚，色澤優美自然且著色力極佳。代表作為日本內海醬油公司之「鶴龜」。臺灣的紅麴醬油也各有風味，滿足消費者的需求。

● 紅麴味噌：將味噌製造配方中約五分之一米麴，改以紅麴取代，所製產品在色香味上均優於一般味噌。同時由於紅麴具有抑制雜菌之作用，可以將食鹽用量由一般常用之 12.5% 降至 10% 而不會腐敗，製出低鹽分之保健味噌。臺灣同樣有多種紅麴味噌可供選擇。

- 紅糟（紅麴）豆腐乳：中國的紅糟豆腐乳曾被琉球王室權貴視為是病患及產婦之最佳補品，古法釀造的紅麴豆腐乳是將紅麴菌及黃麴菌以 1: 3 之比例混合進行發酵熟成，由於此發酵方法使得酵素具多樣化，其成品經官能品評結果較單一麴種發酵者佳，且具特殊甘味。臺灣相關產品也是琳瑯滿目，消費者可視口味或喜好選購。

- 紅麴肉製品：日本將含膽固醇抑制劑之紅麴加入香腸、日式火腿等肉製品中，可提供特殊甘甜風味及保健功效，很受消費者歡迎。近來研究指出紅麴色素取代香腸中添加之亞硝酸鹽類有良好成效。臺灣同樣有多種紅麴香腸販售，銷路均極良好。

- 紅麴麵食：日本在麵食或烘焙食品的配方中添加少量紅麴粉可提供紅麴之色香味，並有保健功效。例如在麵條之原料配方中添加 2.5~3% 之紅麴粉，可改善外觀、香味並大幅提高麵食之附加價值。臺灣同樣有很多廠商有推出紅麴成分的麵食可供選擇。

- 紅麴烘焙食品：最早是由日本開發出具有防止血管老化、降低血壓及膽固醇功效之麵包。其製作方法是在麵包原料中加入 3% 之紅麴米，待發酵後再將麵胚靜置、成型、最後烘焙即成。臺灣烘焙市場也常見很多添加紅麴成分的麵包、吐司及紅麴牛角麵包等產品。

- 低膽固醇雞蛋及雞肉之生產等：將紅麴依一定比率加入飼料內，飼養出來的雞所下的蛋，以及其肌肉中所含膽固醇，較一般飼料飼養者為低（J. Agric. Food Chem. (2003) 51: 4824 – 4829; Appl. Microbiol. Biotechnol. (2007) 71: 812–818.）。然因成本增加太多而未產業化。

　　目前於市面上常見之傳統紅麴產品如圖 4 所示。以具有保健功效之紅麴來製造美味之紅糟食品，鼓勵國人可大力開發與推展。

　　目前在臺灣，紅麴應用在食品的型態甚多，惟在飲食上並不算普及，其中最大宗為調味品，其他項目尚包括酒類、飲料、乳製品、食用油、沖泡式產品、烘焙食品、米食、麵條、肉製品、豆製品、醃漬品、休閒點心、冰品等，如圖 5 所示。

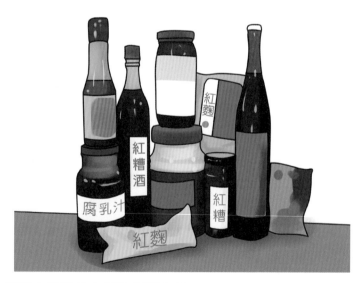

圖 4 臺灣市售常見之傳統紅麴食品

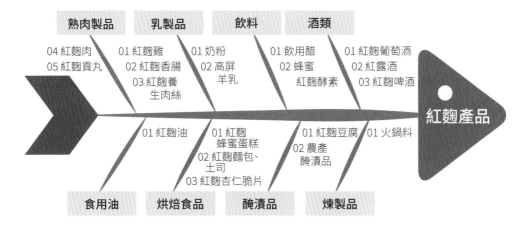

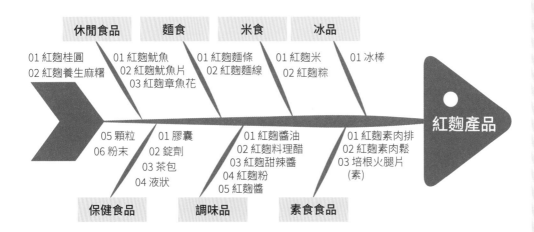

圖 5 　臺灣傳統食品型態之紅麴產品
資料來源：食品所 ITIS 計畫整理

第三節　紅麴菌的身分屬於「真菌界」

（一）紅麴菌屬由法國學者於 1884 年發現的兩種真菌所建立

　　紅麴菌是真菌的一種，真菌與細菌、放線菌同為構成微生物之最重要種類，而真菌又可分為黴菌與酵母菌，紅麴菌是屬於黴菌，因其最常培養於米粒上，故紅麴米的英文稱為 red mold rice，並非某些文獻所稱的 red yeast rice，但是一般商品名仍用 red yeast rice。

　　我曾經與美國菌株保存中心（American Type Culture Center, ATCC）的官員討論過，他們的結論是一般民眾認為黴菌是壞菌（東西長黴了就是壞了要丟掉），所以在商品名上仍以 red yeast rice 稱呼紅麴。然而如果以學術上的分類命名，其實應該叫做 red mold rice。

　　紅麴菌廣泛存在於穀類、澱粉、新鮮牧草、泥土、魚乾、河川表面沉澱物及松樹根組織中。如上一節所述，紅麴雖然已經有千年的歷史，但紅麴菌屬（*Monascus*）的研究則是在 1884 年由法國學者 van Tieghem 為分離在馬鈴薯培養基上所發現的兩種真菌所建立。

　　紅麴菌在生物的領域中，分類學的術語依序為界、門、綱、目、科、屬、種。當法國學者 van Tieghem 在西元 1884 年建立了紅麴菌屬（*Monascus*）後，紅麴菌在生物學中就占有了一席之地，所以紅麴菌的身分證上是屬於「真菌界」。

　　紅麴歸屬依序排列如下：

界：真菌界（Eumycophyta）

　門：子囊菌門（Ascomycota）

　　綱：真子囊菌綱（Euascomycetes）

　　　目：散囊菌目（Eurotiales）

　　　　科：紅麴菌科（Monascaceae）

　　　　　屬：紅麴菌屬（*Monascus*）

　　　　　　種：紅麴菌（*Monascus* spp.）例如：紅色
　　　　　　　紅麴菌（*Monascus ruber*）

（二）從紅麴菌的特徵作為種名命名的依據

　　紅麴菌的特徵是菌絲呈無色、褐色或紅色，在顯微鏡下觀察可看見菌絲內具有橫隔（septa）的構造，在菌絲末端會產生一個大型的有性厚壁子囊（ascocarp）。紅麴菌的分類是基於菌株的來源、培養基的型態、發酵特性及色素產生等特徵作為種名命名的依據。

　　根據紅麴菌在洋菜固體培養基上之生長速度、菌叢顏色及閉囊果與分生孢子之大小、顏色，將紅麴菌分成 *M. ruber*、*M. purpureus* 和 *M. pilosus* 等，臺灣發酵食品上常見之 *M. anka* 係在臺灣分離之菌株，其 anka 乃取「紅麴」台語發音命名，其與 *M. purpureus* 應屬同種。往後又有 *M. floridanus*、*M. pallens* 與 *M. sanguineus* 發現。

第四節　孕育培養的紅麴菌株真面貌

（一）*Monascus purpureus* NTU 568，568 為實驗室中之編號

　　筆者積極改良的菌種有好幾株菌株表現優異，皆屬於 *Monascus purpureus* 品種，其中有一菌株，因為是在筆者原任職的臺灣大學（National Taiwan University, NTU）所孕育出來的，故命名為 *Monascus purpureus* NTU 568，其中 568 為實驗室中之編號。圖 6 所示分別為其培養於平面培養皿與試管中和在電子顯微鏡下的真面貌。

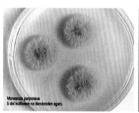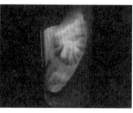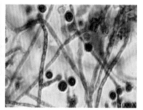

圖 6 於培養皿、試管中與顯微鏡下之紅麴菌株：
　　Monascus purpureus NTU 568

　　為確認 NTU 568 菌株的屬種名，我們也曾將能收集到的相關菌株與 NTU 568 進行比對，如掃描式電子顯微鏡照相（圖7）等，最後與各相接近菌株做電腦比對，確認其為 *Monascus purpureus* 的一員，但與現有的同屬同種菌株均不相同（表4），是一株新菌株而將其命名為 *Monascus purpureus* NTU 568（Food Biotechnology (2010) 24: 349-363.）。

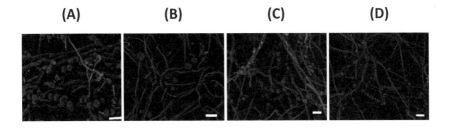

(A)　　　　**(B)**　　　　**(C)**　　　　**(D)**

圖 7 各種 *Monascus purpureus* 菌株

(A): NTU 568, (B): BCRC 31615, (C): BCRC 31534 以及

(D): BCRC 31526 之掃描式電子顯微鏡照相圖（白線表示 20 μm）

資料來源：Food Biotechnology (2010) 24: 349-363.

表 4 各種 *Monascus purpureus* 菌株間之相似度

菌株編號	NTU 568	BCRC 31615	ATCC 16379	BCRC 31534	BCRC 31535	BCRC 31526	ATCC 16363
NTU 568	100%	99.8%	99.9%	97.4%	97.1%	97.1%	97.3%
BCRC 31615	--	100%	99.9%	97.1%	97.1%	97.3%	97.1%
ATCC 16379	--	--	100%	97.2%	97.3%	97.3%	97.4%
BCRC 31534	--	--	--	100%	99.8%	99.8%	99.9%
BCRC 31535	--	--	--	--	100%	99.8%	99.6%
BCRC 31526	--	--	--	--	--	100%	99.9%
ATCC 16363	--	--	--	--	--	--	100%

資料來源：Food Biotechnology (2010) 24: 349-363.

由於民眾對紅麴菌株之名稱常會有疑問，在演講中最常被問到這兩個問題：

Q 是否所有的紅麴菌株都會生產相同的功效成分？

在此特別加以說明，所有生物在學術上均採用二名法，即屬名加種名。*Monascus purpureus* NTU 568 中之 *Monascus* 即為屬名，而 *purpureus* 則為種名。屬名與種名相同，但是菌株編號不同仍不一定會產生相同的功效成分。

Q 是不是所有 *Monascus purpureus* 均為相同菌株？

其實不是，屬名就如同一個人姓名的姓，而種名則為姓名的名。姓名相同並不見得是同一個人，必須身分證字號相同才能確定是哪一個人。所以紅麴必須菌株編號完全相同才是同一個菌株。*Monascus purpureus* NTU 568 能產生之功效成分，其他 *Monascus purpureus* 菌株不一定能生成，而其他 *Monascus* 屬非 *purpureus* 種之同屬不同種之菌則差別更大。

（二）紅麴菌可藉由分生孢子行無性生殖或產生子囊果行有性生殖

紅麴菌的繁殖生活史如圖 8 所示，為雌雄同體（homothallic），其營養菌絲呈不規則狀分歧，內有大型液泡、微小體、粒線體與隔膜結構，可藉由分生孢子（conidium）行無性生殖或產生子囊果行有性生殖。

行有性生殖時，位於菌絲頂端之精子器（antherdium）會延長為一多核管狀細胞，雌性母細胞也同時分裂為受精毛

（trichogyne）與造囊果（ascogonium），精子器的核藉受
精毛移入造囊果而融合。結合後造囊果膨大發育，形成直徑約
20 ～ 40 μm 的子囊果，待成熟後子囊孢子會自子囊果裂口處釋
出，再開始新的生活史。

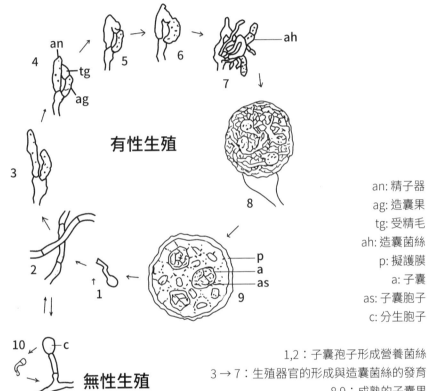

an: 精子器
ag: 造囊果
tg: 受精毛
ah: 造囊菌絲
p: 擬護膜
a: 子囊
as: 子囊胞子
c: 分生胞子

1,2：子囊孢子形成營養菌絲
3 → 7：生殖器官的形成與造囊菌絲的發育
8,9：成熟的子囊果
10：單一細胞分生孢子（one cell conidia）的無性生殖

圖 8 紅麴菌的繁殖生活史

第五節　紅麴菌基因體研究近況與展望

（一）隨著基因體定序與分析技術的進步快速萌發

　　紅麴菌基因體定序與分析，最早始於臺灣食品工業發展研究所於 2004 年完成的 *Monascus pilosus* BCRC 38072 的完整基因體序列（99.1%）。其後 *M. purpureus* NTU 568 在 2008 年開始著手全基因體序列定序，並成為 NTU 568 菌株專利與其他研究應用的重要基礎。

　　隨著紅麴菌的功效應用逐漸受到重視，紅麴菌的基因體等基礎研究，也開始隨著基因體定序與分析技術的進步快速萌發。美國能源部（Department of Energy, DOE）下轄的聯合基因體研究所（Joint Genome Institute, JGI）所主持的「千個真菌基因體」計畫已於 2012 年完成 *M. purpureus* NRRL1597 與 *M. ruber* NRRL 1596 的基因體定序。

　　近年各方學者與研究單位陸續發表更多紅麴菌基因體序列，迄今 GenBank 資料庫中已有 5 株 *M. purpureus*、4 株 *M. pilosus* 與 2 株 *M. ruber* 的基因體序列，為紅麴菌的遺傳工程與生理相關研究提供了充足的基礎資訊。

　　紅麴菌的基因體大小約介於 24 至 26 Mbps（百萬鹼基對）之間，預估有 8,000 至 9,000 個基因。目前組裝程度最完整的是 *M. purpureus* YY-1 基因體，已組裝至染色體層級，顯示紅麴菌共有 8 條染色體。

（二）以基因體為基礎，並以特定純物質為生產改進目標

　　紅麴菌的生產應用研究在學界數十年的共同努力下，過去以經驗法則為主的技術改進方式已逐漸達到瓶頸，近年研究開始朝

向以基因體為基礎，並以特定純物質為生產改進目標的理論導向型研究發展。真菌的二次代謝物的生合成通常是複雜的代謝與調控路徑互相連結所構成的網路，這些代謝調控網路涉及真菌的逆境適應與生存競爭策略，也因此常與演化具有高度關聯。

紅麴菌重要二次代謝物—— monacolin K、azaphilone 色素以及橘黴素（citrinin）的生合成與調控是相關研究的重點。早在 2012 年就有學者以基因剔除的方式，證實 *M. purpureus* 基因體中的 *pksCT* 基因是橘黴素生合成的關鍵，隨後的研究陸續找到完整的相關生合成基因簇。紅麴菌 *M. pilosus* 的 monacolin K 生合成基因簇序列則是首先在 2013 年發表，而 *M. pilosus* 的 azaphilone 色素生合成基因簇則是在 2018 年被發表。

近期有學者透過大量篩選農桿菌隨機突變菌株，確立了紅麴菌的色素生合成路徑，使得紅麴菌的這些主要二次代謝物生合成基因簇以及相關的代謝路徑已大致明朗。

然而紅麴菌的二次代謝物生合成調控十分複雜，過去研究顯示紅麴菌的色素生合成受到高滲透壓、高糖濃度、光照、pH 值甚至是表觀遺傳作用（組蛋白修飾）的調控，且至少 azaphilone 色素與橘黴素生合成路徑之間有所連結，因此當今有關紅麴菌二次代謝物調控的研究已經朝向更全面和更深入的方向前進，基因體學、蛋白質體學、轉錄體學與代謝體學等先進研究工具已被陸續導入近期的紅麴菌研究。

（三）NTU 568 已無法生合成 monacolin K，無健康疑慮

Monacolin K 是紅麴菌最為人所熟知的二次代謝物（其結構與 lovastatin 相同），雖然 monacolin K 長久以來被認為是紅麴菌功效成分的指標，但是商業上 lovastatin 的生產是以

Aspergillus terreus 作為生產菌種，因生產成本較低，monacolin K 鮮少以紅麴菌進行純物質的生產，而多以 *Aspergillus terreus* 所生產之 lovastatin 代替成本較高、由紅麴生產之 monacolin K。

Monacolin K 為降血脂藥物 lovastain 的同物異名，已受到美國食品藥物管理局（Food and Drug Administration, FDA）的管制，列為不得出現在紅麴產品中的成分（詳見本書第 77 ~ 84 頁說明），成為傳統紅麴產品在美國市場的一大行銷挑戰。

紅麴菌 NTU 568 的基因體分析顯示，NTU 568 基因體中的 monacolin K 生合成基因簇發生過大規模的重組，大部分的基因已經佚失，且核心的 monacolin K 生合成基因如 *mokH*、*mokA* 和 *mokB* 都已經失去作用，顯示 NTU 568 已無法生合成 monacolin K（圖 9），因此 NTU 568 並沒有 monacolin K 的安全性疑慮。

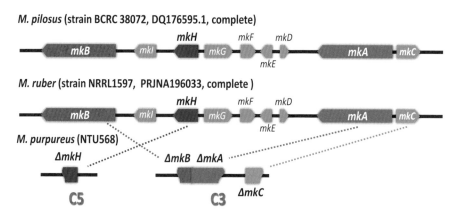

圖 9 NTU 568 基因體中 monacolin K 生合成基因簇殘片，分別位於第三號（C3) 與第五號（C5）染色體上。

（四）FDA 認可黃色素 MS 與 AK 紅麴萃取物指標功效成分

紅麴菌的 azaphilone 類色素 monascin (MS) 與 ankaflavin (AK) 已被證實具有多種保健功效，其中降血脂與預防心血管疾病的活性甚至比 monacolin K 更好。目前黃色素 MS 與 AK 已經是受美國 FDA 認可的紅麴萃取物指標功效成分，顯見這兩個黃色素是紅麴菌應用的未來重要發展方向。

然而過去色素的生產研究多是以食品著色劑為目標，少有對於特定色素成分的生產進行研究。NTU 568 是一株高色素產量的菌株，其基因體帶有完整的 azaphilone 類色素生合成基因簇，其中有部分區域所帶有的基因顯著與 *M. pilosus* 不同。

由於 *M. pilosus* 和 *M. ruber* 通常色素產量不及 *M. purpureus*，且對於特定培養條件如高糖濃度或是以甘油做為唯一碳源的生長反應差距甚遠，因此 *M. purpureus* 的色素生合成調控需要個別探討。

當前研究初步顯示，紅麴菌色素的生成可能受到高滲透壓適應路徑的誘導，且可能和組蛋白修飾機制有關，但是色素的生合成調控顯然並不是由單一的機制所主導，因此各個調控路徑之間的關聯可能是未來研究的關鍵。

（五）紅麴菌基因體研究的未來挑戰

當今有關紅麴菌重要二次代謝物 —— monacolin K、azaphilone 類色素以及橘黴素（citrinin）的代謝調控研究方興未艾。

由於紅麴菌二次代謝物調控的複雜度很高，且有表觀遺傳的現象，傳統的單因子探討可能難以一窺全貌，以基因體為基礎的高通量分析是目前最有效的研究策略。

紅麴菌 NTU 568 是一不產生 monacolin K 的優良商業菌株，具有高功效成分 MS 與 AK 的產量，如何藉由闡明二次代謝物基因調控機制，制定出有效的生產技術改進策略，進一步提升 NTU 568 的色素產量，同時控制橘黴素的生成，將是紅麴菌基因體研究的未來挑戰。

| 第二章 |

紅麴是
如何培養出來的？

　　紅麴的生產過程非常有趣，從數千年前的古籍中，就曾記載製造紅麴的過程，除了以現代技術的生產模式外，民眾還可以在家裡嘗試自行生產紅麴，成為飯桌上的佳餚，但要注意不要受雜菌汙染。

第一節　紅麴的古代製法

　　紅麴是紅麴菌生長於蒸煮過的米粒上而形成的發酵食品。現代科技進步，已有研究發現如改以山藥當原料，發酵後所生成的功效成分更多，當然在成本上，山藥要比米貴很多，但含有保健功效的成分多很多，此種以山藥為原料發酵生成的產品稱為紅麴山藥，並非將紅麴與山藥混合，而是以山藥為原料，將紅麴菌接種於其上發酵所得之產品。

　　古代紅麴稱丹麴，是中國典型的熟料米麴，其傳統生產方法於元朝的《居家必用事類全集》、明朝的《本草綱目》、《天工開物》已有著述。雖然各家製作方法特點各有不同，但整體流程有以下步驟：

古法製作流程參考

在來白米→洗浸→瀝乾→蒸米→接種→入池保溫→翻麴→補水→烘乾→成品

這些古代紅麴生產技術的每一步驟，都是古代先人的寶貴經驗。

明朝中國經書《飲膳正要》曾經記載紅麴古法製造過程，以白話文說明是：選擇暗紅色的紅土，挖一個深坑，在坑的上下周圍均鋪上簑蓆，再將粳米（即大米）倒於其中，上壓重石，使紅

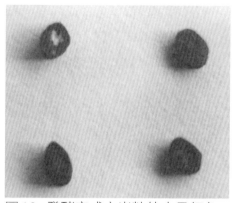

圖 10　發酵完成之米粒外皮呈紅色，米心紅色表示發酵完全，若米心仍有白色則表示發酵未完成。

麴真菌寄生於粳米，經發酵會慢慢轉為紅色；歷經 3 至 4 年後，米粒外皮呈現紫色，米心也是紅色，表示發酵完成，品質良好，即可收成。萬一米心仍是白色，表示發酵未成，品質欠佳（如圖 10）。

而在明代《本草綱目》也有記載紅麴的製造方法，且其製法已經改良為用蒸飯做為培養的材料，以縮短培養時間；明末宋應星在其所著《天工開物》（1637 年）在其「丹麴」一節裡，詳述製造的過程，指出須選用精白在來米外，特別強調二次蒸飯及接種菌後的管理方法，至今都是目前國人製造紅麴的重要依據。

紅麴的製作時程，約需 8 至 10 天，製程則從洗米、蒸米、冷卻、接種、置入麴盤、翻麴，最後進行培養，如圖 11 所示。

在這期間，須謹守呵護職責，不能使其感到酷熱難耐，也不能

讓它乾渴不適，因此，不但溫度調控需得宜，還得適時補充水分。

第二節　紅麴DIY自製法

（一）接種紅麴菌前的準備工作

將精白度9成的在來白米500公克，以水洗滌，直至洗水清澈後，浸水6至8小時。接著用紗布將水濾除後，將乾淨的白米置於麴盤上。在加壓下蒸15分鐘，取出冷卻。灑水攪拌均勻後，以上述條件再蒸一次，取出冷卻至40℃。取已長滿紅麴菌的麵包培養10公克加20毫升無菌水，經磨細後，接入蒸米中，並攪拌均勻。

（二）接種後的10天是關鍵期

固態培養方法（參見第四節第65～66頁）藉由麴盤培養模式，從接種麴菌、攪翻麴菌、施灑頭水、施灑次水、最後施水（稱為完水）、培養成熟及麴米乾燥後之成品，約須10個工作天。

【第1天】接種

接種後品溫降至33±1℃，用紗布包妥，置於恆溫箱中，控制溫度及濕度，將蒸過的米集中於麴盤的中央，待品溫升高達40℃時就攤開，使溫度不致太高而殺死紅麴菌。

【第2天】翻拌

菌絲急速繁殖，為防止品溫過度升高，適時給予翻拌，且視繁殖情形，將蒸過的米飯厚度逐漸改薄，以控制保持紅麴菌的最適繁殖條件。

【第3天】頭水

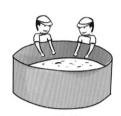

1 洗米

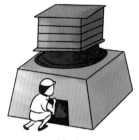

2 蒸米

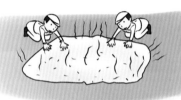

3 冷却

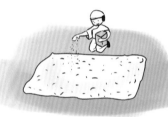

4 接紅麴菌種

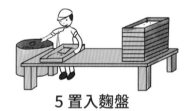

5 置入麴盤

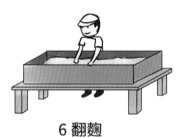

6 翻麴

7 培養

圖 11 古籍中紅麴的製造過程

因之後紅麴菌急速繁殖，米粒中的水分，除一部分由於溫度上升被蒸發外，大部分被繁殖所消耗，因此米粒變得乾燥。為使紅麴菌順利繁殖，須施行浸水，給予適當水分。此項操作稱為頭水。將麴盤內的半製品取出，浸於無菌水中 30 分鐘，浸畢用紗濾水 30 分鐘。頭水後仍將半製品盛於麴盤內，並放入恆溫箱中培養。

【第 4 天】次水

因此時期半製品變紅色，繁殖最為旺盛，水分被紅麴菌繁殖及蒸發所消耗，故須施行第 2 次浸水，此項操作稱為次水。

【第 5 天】完水

為調節半製品適當水分，俾促進繁殖與菌絲的滲透，須施行第 3 次灑水，此項操作稱為完水。

【第 6 至第 10 天】後熟到收麴

紅麴半成品逐漸進入後熟階段，此時依舊進行翻拌，約每12 小時翻拌一次。於第 10 天收麴，將完成發酵之紅麴成品在烘箱內進行乾燥後即為紅麴成品。

紅麴製作的過程並非十分困難，但是要細心呵護，有興趣的讀者如果想自行嘗試製作，可以參考。

第三節　紅麴的現代製法

（一）固態發酵與液態發酵

紅麴發酵的方法依發酵基質型態之不同可分為固態發酵與液態發酵兩種，液態發酵較容易控制發酵條件，是產業化發酵生產之第一選擇。然而某些發酵產物（如保健食品之活性成分）在液

態培養時不易產生，或產量不高，則會採用固態培養。固態培養時發酵條件（如溫度、通氣量等）不易控制，故一般固態發酵槽之體積不會太大。

若再進一步說明，製造紅麴需要兩個重要的基本物質，一是紅麴菌，另外就是米粒（或其他原料如山藥等）。將紅麴菌與蒸煮過的米粒（當作培養基質）混合發酵後，即可製成紅麴食品。如上所述，紅麴米發酵的方法大致分為固態發酵和液態發酵。固態發酵是指在沒有或幾乎沒有自由水和固定濕度的水不溶性固態基質的情形下，用一種或多種微生物接種後，所進行的生物反應過程。

從生物反應過程的本質來看，固態發酵是以氣相為連續相的生物反應過程。至於液態發酵則是培養基質呈液態的微生物發酵過程。（表5）

表5 紅麴菌固態發酵與液態發酵之比較

項目	固態發酵	液態發酵
使用基質	需具特有之孔洞	
生產成本	較低	較高
人工成本	較高	較低
溫溼度控制、管理	較不易達到要求的標準	較易達到要求的標準
產出廢物	少	多
受其他微生物汙染	較易	較不易
二次代謝物含量	高	低或高
發酵時間	較長	較短
某些特殊發酵產物	有	無
液體張力	不受影響	受影響
適合菌種	具菌絲之真菌類	細菌、酵母菌

第四節　紅麴的實驗室固態發酵法

（一）古法的縮小版

　　現代實驗室中紅麴的固態發酵方法，其實與古法大同小異，是古法的縮小版，主要也是從洗米、蒸米、冷卻、接種、置入麴盤、翻麴，最後進行培養等順序。圖 12 為實驗室使用之木製之麴盤（30 cm × 20 cm × 5 cm），圖 13 則為培養完成之紅麴。

　　在知識經濟的時代，祖先所遺留給我們的寶貝，更應該尋求

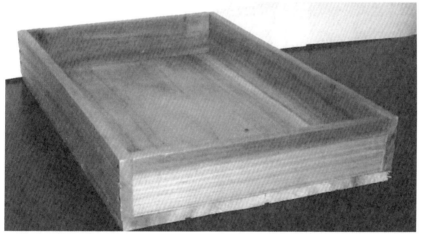

圖 12 培養紅麴之麴盤（30 cm x 20 cm x 5 cm）

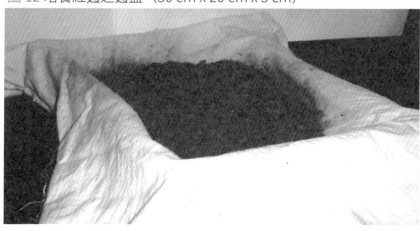

圖 13 固態發酵製成之紅麴米

好方法發揚光大。由於紅麴菌與其他微生物相比，其生長速度和產生孢子的能力都較差，使得傳統紅麴生產技術較費功夫。

如果要進入產業化，即需充足的人力，以應付廣大的培養面積；克服高難度的操作技巧，以掌控品質。所以，紅麴菌新興的培育技術日漸受到學者的重視，包括如何縮短培養的時間、如何在長時間培養時減少汙染的機會、如何使生產流程機械化以減少人力等層面，都是研究改良的重點。

例如以紅麴菌生產莫那可林（monacolin）K（稱為功能麴），在中國大陸仍以 500 毫升三角瓶進行固態培養（圖 14），而生產紅麴色素（稱為色素麴）則以固態培養床進行大規模之開放式發酵培養（圖 15）。在臺灣已可用 1 噸或 2.5 噸之密閉式發酵槽生產紅麴保健活性成分（圖 16）。

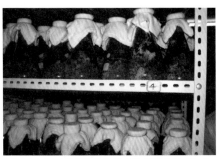

圖 14 以三角瓶進行固態培養生產功能麴（含降膽固醇成分莫那可林 K）

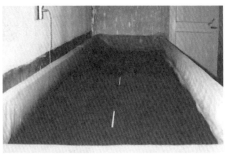

圖 15 福建省古田縣以固態培養床進行大規模之開放式發酵培養生產色素麴

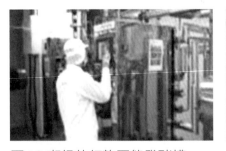

圖 16 噸級的紅麴固態發酵槽

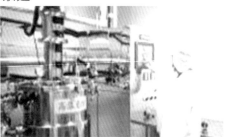

（二）液態培養的可行性

紅麴是否可以使用液態培養方法來生產？根據我們的經驗，如果要使用紅麴所生成之酵素來製造各類酒類飲料，以液態培養是可行的。臺灣菸酒公司所生產的紅麴葡萄酒或紅露酒就是使用液態發酵生產的。

但如果是要生產具有生理活性的代謝物，如 monacolin K 或 monascin、ankaflavin，使用液態發酵時，活性成分濃度不高，只好使用條件控制較困難、需要人工較多，而發酵規模又不易擴大的固態發酵了。

第五節　發酵製程中的重要命脈——微生物菌株

微生物是保健食品活性成分生產的良好生物，如要以微生物生產保健食品（即一般所謂的發酵生產），當然最重要的是微生物菌株。在此先對微生物的命名、微生物的來源與微生物的菌種改良方法加以介紹。

（一）微生物的命名與來源

所有微生物之命名均採所謂的二名法，即屬名加種名，例如海鮮類食品最容易發生的食物中毒係由腸炎弧菌所引起，腸炎弧菌拉丁名為 *Vibrio parahaemolyticus*，其中 *Vibrio* 為屬名，而 *parahaemolyticus* 則為種名，屬名類似於人名的姓，種名則類似於人名的名。屬名種名相同者有如姓與名相同者，仍無法確認為何人，需有身分證字號才能確認。微生物需屬名、種名與菌株編號齊全，才能確認是那株菌，如同姓、名與身分證字號齊全才能確認是那個人。

（二）微生物的菌種改良方法

自然界到處有微生物，然而適用於保健食品領域的微生物，常由食品、水域、動物體內或植物外表分離而得。以目前最熱門的乳酸菌為例，可由乳製品如市售發酵乳、乳酪；市售植物發酵製品如泡菜、福菜；甚至嬰兒糞便、人體腸道中分離而得。收集菌株越多，由其中篩選得到優良菌株之機會也越多。

菌株經過傳統變異或基因改造均可得到變異株或基因改造微生物，然而目前一般民眾對基因改造微生物接受度不高，因此建議先考慮以傳統變異方法獲得變異株。將原分離菌株與變異株均加以篩選，以獲得保健食品活性成分高產率之優良生產菌株。

傳統變異法有物理方法的紫外線或 X 射線照射法；以及以變異誘起劑如 nitrogen mustard（NTG）或 ethyl methyl sulfonate（EMS）處理的化學方法，上述方法均極容易誘得優良變異菌株。

使用為發酵的菌株，必須進行菌株鑑定，並保存於國際上專業的菌株保存中心。雖然菌株本身不能申請專利，但是為了避免被仿冒使用，在寄存於菌株保存中心取得菌株編號後，一定要申請包括菌株名稱的生產方法專利，以保護得來不易的研究成果。

| 第三章 |

破解紅麴製品的安全疑慮

長久以來，紅麴已被國人做為食品著色劑及香料使用，而且經由許多中外學者的研究報告證實紅麴色素的安全性極高，故紅麴色素被視為是很安全的天然食品添加物。然而，值得注意的是，紅麴產品有兩個重大安全疑慮：一是產生可抑制食品腐敗菌，但也可能危及肝腎的橘黴素；一是與降膽固醇藥他汀結構相同，可能引發健康風險的莫那可林 K 成分；如何降低或完全不生成橘黴素，以及選擇通過安全審查的紅麴產品，才能吃得健康又安心。

第一節　紅麴產品之安全疑慮一：橘黴素

（一）可抑制食品腐敗菌，但也可能危及肝腎

明朝宋應星於《天工開物》即隱喻了紅麴菌具有抑菌的功效。1977 年當 Wong 與 Bau 兩位學者發現，粗萃取的紅麴色素具有抗菌的活性，更顯示了古人使用紅麴防止食物腐敗的智慧。而後將在紅麴中發現的抗菌物質命名為「monascidin A」。然而後來法國學者 Blanc 將 monascidin A 透過分析工具如核磁共振光譜儀（nuclear magnetic resonance, NMR）、質譜儀

（mass spectra, MS）等儀器，分析證實 monascidin A 和檸檬黃青黴（*Penicillium citrinum*）所產生的橘黴素是同種物質。

橘黴素（citrinin）是一種典型的黴菌毒素，主要源自 *Penicillium*（青黴菌屬）與 *Aspergillus*（麴菌屬）這 2 類黴菌屬，近來發現紅麴菌亦會產生橘黴素，而橘黴素對革蘭陽性細菌如芽孢桿菌、鏈球菌、假單孢菌等食品腐敗菌具有抑制作用。然而，值得注意的是，橘黴素也因可能會傷肝、傷腎，因此成為紅麴安全性的最大考量，也大大影響紅麴的應用潛力。

（二）對肝腎具有毒性，但鮮少因紅麴含橘黴素而引起毒性

橘黴素會造成什麼毒性？橘黴素是典型的黴菌毒素，最早是由檸檬黃青黴（*Penicillium citrinum*）發酵物中發現，是一種檸檬黃色的結晶物。可以溶於酒精、二氧六環、稀鹼。最大吸收光譜為 250.331 奈米。LD_{50}（50% 實驗動物會致死之濃度）為 35 毫克 / 公斤（小老鼠）、67 毫克 / 公斤（大白鼠），旋光度＋217.1°。

橘黴素尚具有其他生理活性，例如植物毒性（phytotoxic）、細胞毒性（cytotoxic）、高膽固醇毒性（hypocholesterolemic）及酵素抑制效應，對肝、腎具有毒性（nephrotoxin 及 hepatotoxin），同時也會對肝、心、腸胃、肺等組織器官造成傷害。目前亦有研究指出橘黴素具有致畸形毒性（teratogenicity），當橘黴素注射量越高則致畸形的比率就越高，Ciegler 等人曾指出注射橘黴素於雞胚胎中會造成雞胚胎之畸形，如腦畸形、腳變形、眼球凸出、形成交叉喙及頭頸扭曲方向不正常等。此外有些人、畜的疾病與橘黴素有關，如人類的地方性巴爾幹腎病（endemic Balkan nephropathy）、豬隻的腎

臟炎、牛隻的搔癢症、熱病及出血症狀等。

在生物毒性的研究中曾有學者指出，以 20 ～ 80 µmol/kg 的橘黴素靜脈注射至受麻醉的狗，會引起血管擴張，使血壓急降（類似交感神經之作用）；腹腔注射 20 ～ 160 µmol/kg 的橘黴素於有知覺的狗體內，會產生嘔吐現象；當注射劑量超過 20 µmol/kg，除了會有嘔吐現象外，亦會出現下痢、極端脫水與電解質失調等反應；當注射劑量超過 40 µmol/kg，則會引起腎臟構造的損害，例如：遠側小管（distal tubules）的空泡形成、近曲小管（proximal tulube）細胞排列失常等。

在紅麴菌 *M. ruber* 中一般橘黴素大多伴隨紅色色素的生成而產生，因此一般對於利用紅麴來生產紅色素之研究中，如何減少米麴中的橘黴素是一重要的課題。

不過以上橘黴素之毒性，均係以純橘黴素所試驗而得，鮮少有因紅麴含有橘黴素而引起毒性之報導。

第二節　選擇合法的紅麴產品減低橘黴素濃度

（一）菌屬不同，培養製程皆可能影響橘黴素含量

Blanc 等學者指出，並不是所有紅麴菌都會產生橘黴素，菌屬不同，其產生橘黴素的量也不同；碳源、氮源種類也會影響結果，當在培養基中添加甲硫胺酸（methionine）、尿素（urea）可抑制橘黴素合成，但對色素生成則無影響，發酵槽培養比振盪培養會產生較多的橘黴素。

此外紅麴菌 *M. purpureus* 和 *M. ruber* 研究指出，無論固態培養或液態培養物中均可能發現橘黴素，其含量約為 100~400 mg/L。

筆者也曾對臺灣紅麴相關產品中所含橘黴素做過檢測調查，含量約在 4~19 ppm（mg/L）之間。但也發現有些紅麴米產品中未檢測到橘黴素（J Chin Biomass Soc（2002）21: 63-71.）。使用某一能產生橘黴素的菌種，若改變生產條件及方法，橘黴素含量也不同，甚至檢驗不出橘黴素。此一研究引起了各國有關方面之高度重視，因此如何確認紅麴產品中的橘黴素含量或於製程中降低或使完全不含橘黴素，已視為運用紅麴產品之重要依據。

（二）仍應盡量避免紅麴產品中橘黴素存在致變異性

有人認為紅麴產品是一種混合物，不能因為其中存在橘黴素就否定紅麴的正常作用，紅麴中可能存在著某些物質可抵銷橘黴素對人體之毒害作用。我們也發現紅麴代謝產物 deferricoprogen 可以抵銷橘黴素之毒性（J. Agric. Food Chem. (2012) 60: 7880－7885.）。也有人認為雖然紅麴產品中有橘黴素存在，但其在紅麴中的劑量甚低，在一定範圍內，人體食用仍是安全的。

後來荷蘭學者 Monica 等人從市售的紅麴產品中分析橘黴素的含量約在 0.2-17.1 ppm，並進行 Ames 法檢測紅麴產品有無含誘變劑，以鼠傷寒沙門氏菌（*Salmonella typhimurium*）微粒體（microsome）試驗及肝細胞（hepatocyte）之誘變試驗，結果並未發現紅麴產品有致變異性。作者同時指出紅麴發酵產物應用於食品已經好幾個世紀，但也從未有危害事件發生，這可歸於食品加工技術或發酵方法已減低橘黴素濃度，但對於紅麴中橘黴素之汙染仍應盡量避免其代謝活化的致變異性存在。

紅麴色素中橘黴素的標準檢測方法，在不同的國家已有不同的方法和認定，如表 6 所示：

表 6 不同國家與地區使用不同橘黴素檢測分析方法

國家或地區	檢測方法	靈敏度
日本	高效液相層析儀（high performance liquid chromatography, HPLC）配合螢光偵測器	可達 100 ppb
中國	薄層層析法（thin layer chromatography, TLC）配合紫外光偵測器（UV detector）	分析濃度 10 ppm
臺灣	HPLC 配合螢光偵測器及紫外線偵測器	可同時偵測 monacolin K、橘黴素、monascin 與 ankaflavin（註）
歐洲	酵素免疫吸附層析法（enzyme immuno assay, EIA）	以抗體檢測偵測極限可達 0.4-0.8 ppb 以抗原檢測偵測極限可達 2-4 pp

註：　我們實驗室為簡化原來每種成分要做一次，共四次的分析，改用一個管柱、兩種偵測器即可一次同時偵測四種成分

資料來源：J. of AOAC Inter. (2011) 94: 179-191.

微生物誘變試驗檢測原理

由於食品是要吃的，因此無論如何一定要強調「安全」，檢測致癌物質是確定食品安全重要的步驟。Ames 等人發現 90% 以上的誘變劑是致癌物質，由此他們創立了一種快速測定法，即利用是否能引起鼠傷寒沙門氏菌組胺酸缺陷型（his⁻）菌株的回復突變來判斷化學物質是否為誘變劑和致癌劑，並能區別突變的類型（置換或移碼突變）。

這組檢測菌株含有下列突變：

1. 組胺酸基因突變（his⁻），根據選擇性培養基上出現 his⁺ 的回復突變率可測出誘變劑或致癌物的誘變效率。

2. 脂多醣屏障丟失（rfa），該菌株的細胞壁基因有缺陷，使待測物容易進入細胞內。

3. 紫外線切除修復系統缺失（△ uvrB），同時其附近的硝基還原酶和生物素基因缺失（bio⁻），使致癌物引起的遺傳損傷的修復降低到最小的程度。

4. 抗藥性標記 R，表示某些菌株具有抗氨苄青黴素（ampicillin）的質粒，從而提高了檢出的靈敏性。

常用的幾株鼠傷寒沙門氏茵命名為：TA1535、TA1537、TA1538、TA98、TA100、TA97 及 TA102 等。這是一系列特異的營養缺陷型沙門氏菌株：

- 檢測菌株 TA1535 含有一個鹼基置換突變，能檢測引起置換突變的誘變劑。

- TA1537 在重複的 GC 鹼基對序列中有一個移碼突變，能檢測引起移碼突變的誘變劑。

- TA100 和 TA98 就是上述菌株分別加上一個抗藥性轉移因子 pKM101 質粒後的菌株（質粒易丟失，故應盡可能減少傳代）。

有的致癌物的誘變性是被哺乳動物肝細胞中的羥化酶系統活化的，而細菌卻沒有這種酶系統，故需加入鼠肝勻漿的酶系統以增加檢測的靈敏度。

鼠傷寒沙門氏菌對化學致癌物來說，不是決定性的試驗。但目前各地資料顯示，Ames 試驗陽性和致癌之間相關性十分明顯的。

第三節　改良紅麴菌株，降低或不生成橘黴素菌株

（一）利用物理或化學誘變法篩選優質的菌株進行發酵

在微生物利用工業經常利用變異方法尋求高目的產物之變異株，其主要目的在於提高生產收率或改變微生物代謝調節機制。紅麴二級代謝產物中以色素方面之研究最為深入，許多研究學者為增加紅麴色素的產量，經常利用物理或化學之變異方法進行菌種改良以期提高色素產量。色素與橘黴素均屬於聚酮（polyketide）結構之化合物，因此為獲得橘黴素低產量菌株或不生成橘黴素菌株，乃利用物理變異法——紫外線照射法以及

化學變異法——nitrogen mustard（NTG）與 ethyl methane sulphonate（EMS）誘變法進行誘導變異後再進行篩選。

選取優質的菌種進行發酵的工程，主要在於獲取各項有效成分並做深入的分析探討。目前所得知的有效成分包括色素、膽固醇合成抑制劑、降血壓成分 γ- 胺基丁酸（γ-aminobutyric acid, GABA）、降血糖成分、真菌毒素（橘黴素）和其他尚待分析的成分。

（二）利用發酵條件來抑制色素及橘黴素生成量

日本遠藤章教授利用菌株變異方法找到不會生產橘黴素之菌株。法國學者 Blanc 等人指出液態培養紅麴過程中發現提高通氣量或攪拌速度，在培養基加入某些前驅物可使色素及橘黴素之生成代謝路徑發生變化，也發現較高之傳氧速率、較高之氮源含量及不加前驅物時，會增加橘黴素之生成量；而在較高之碳氮比、適宜之攪拌速率及低通氣量、加入甲硫胺酸（methionine）或尿素（urea）作為氮源時可降低橘黴素之產生量。此外，Betina 等人於 1979 年指出乙硫胺酸（ethionine）會抑制色素及橘黴素的生成。我們在以發酵方法抑制橘黴素生成也獲得很好的成效。

橘黴素的理化性質

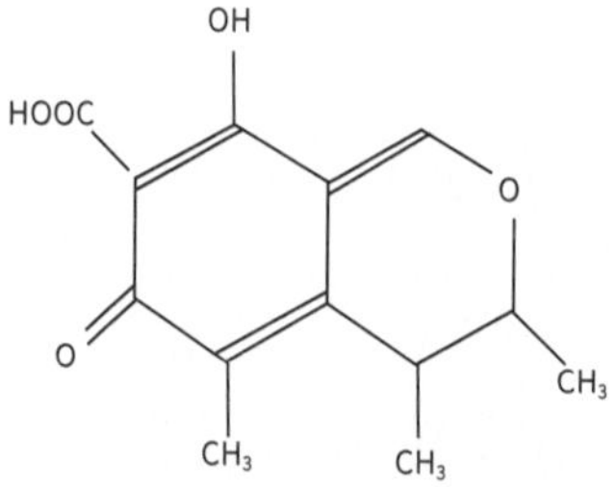

橘黴素的分子式為 $C_{13}H_{14}O_5$，國際純粹及應用化學聯合會（International Union of Pure and Applied Chemistry, IUPAC）命名為（3R,4S-trans）-4,6-dihydro-8-hydroxy-3,4,5-trimethyl-6-oxo-3H-2-benzo-pyrane-7-carboxylic acid、分子量 250.25（C 62.3%, H 5.64%, O 31.97%），其化學結構如圖 17 所示。

圖 17 橘黴素之化學結構

（三）去除橘黴素的幾個研究方法

Kitabatake 等人用加熱分解方法，在三種不同的溼度狀態下（乾燥、半濕、全濕）檢討去除橘黴素之效果。結果發現在乾燥狀態下加熱至 175℃ 時可分解橘黴素，並利用海拉細胞（HeLa cell）來檢測其經加熱分解後的毒性；至於半濕狀態下，加熱至 145℃ 時亦可達到分解的效果。

Trivedi 等人指出，橘黴素雖然可利用加熱方法分解以去除毒性，但是如果在水中加熱至 140℃ 時會形成一種新的物質被稱之為橘黴素 H1，其毒性約為橘黴素的 10 倍。

Fouler 等人利用氧化還原原理，在橘黴素及赭麴毒素（ochratoxin A）中加入過氧化氫（hydrogen peroxide）去除毒性的研究中指出，當加入 0.05% 的過氧化氫後加熱 30 分鐘可去除或降低橘黴素的毒性，並經過海拉細胞的實驗加以證實，然而此方法對赭麴毒素 A（ochratoxin A, OTA 由 *Penicillium* 和 *Aspergillus* 二屬真菌產生）則無效。

第四節　紅麴產品之安全疑慮二：
　　　　莫那可林 K（monacolin K）

（一）莫那可林與降膽固醇藥他汀結構相同，可能引發健康風險

1998 年美國食品及藥物管理局（Food and Drug Administration, FDA）做出一項決定：一種由紅麴米製成的產品是新藥，而不是膳食補充劑。Pharmanex Inc. 是一家 Cholestin 的製造商，1998 年被 Nu Skin Enterprises Inc. 收購，該公司聲稱其膳食補充劑不含洛伐他汀，其為類似於一種被稱為 monacolin K 或 "mevinolin" 的物質。FDA 不同意，因

為莫那可林 K 與 1987 年 FDA 批准的處方藥 Mevacor 中列出的洛伐他汀的分子式相同。自 2001 年法官確認其決定以來，FDA 認為銷售含有大量洛伐他汀的紅麴米補充劑，違反了聯邦法律。

　　一般紅麴發酵產品之保健功效成分為莫那可林 K，早年在美國，因其化學結構與降膽固醇藥物他汀（statin）結構相同，故美國 FDA 禁止含莫那可林之紅麴在美國以膳食補充劑販售，必須符合藥品規範才能以藥品方式販售。由於學術期刊對降膽固醇藥物他汀發表多篇引發橫紋肌溶解症等副作用之報告，美國 FDA 更在 2014 年發布警告：他汀類藥物可能引發肝損傷、喪失記憶、糖尿病及肌肉傷害之風險（如圖 18）。

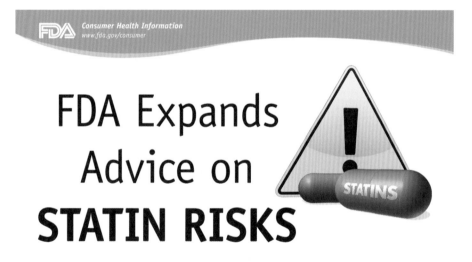

圖 18 美國 FDA 於 2012 年發布他汀類藥物可能引起某些風險之警告
資料來源：FDA Alert Posted: 2012.

2013 年由促進哺乳科學研究協會（Lactation Consultation Association）所提出報告，認為食用含 monacolin K 的人會有哺乳之風險（http://www.e-lactancia.org/sinonimo/1294）：雖然他汀類藥物可降低膽固醇，但其也會與血漿結合而存在於哺乳之乳汁中，嬰兒需要多量膽固醇以促使腦部充分發展，並用於細胞膜、維生素與荷爾蒙之合成。在婦女哺乳期間，應避免服用他汀類藥物，以免嬰兒膽固醇不足，抑制腦部發展以及細胞膜、維生素與荷爾蒙之合成。

2015 年學術期刊（Expert Review Clinical Pharmacology (2015) 8: 189-199.）曾報告：他汀類藥物加速冠狀動脈鈣化及心臟衰竭。論文說明，他汀類藥物雖可降低膽固醇，減少動脈粥狀硬化。但研究卻證實：他汀類藥物為粒線體毒素：其會因引起 CoQ10 耗損、降低 ATP 生成，因而損害心臟與血管肌肉功能。他汀類藥物會抑制具預防動脈鈣化功效維生素 K2 之合成：會引發冠狀動脈鈣化。他汀類藥物會抑制含硒蛋白〔如可抑制過氧化壓力成分麩胱苷肽過氧化酶（glutathione peroxidase）〕之合成：而含硒蛋白合成之損傷會導致充血性心臟衰竭。

在美國紅麴米違反規定被取締的例子，如 2014 年 FDA 向位於佛羅里達州的膳食補充劑經銷商 IP-6 International Inc. 發出警告信。信中提及：根據實驗室分析和對 "Red Yeast Rice Gold（紅麴米金）" 的標示審查，FDA 確定該產品是未經批准的新藥。FDA 的信函指稱：該產品含有「高含量的洛伐他汀」，每粒膠囊約 1 毫克。紅麴米金每天可提供 4 毫克洛伐他汀，幾乎是 Mevacor 及其仿製藥中洛伐他汀最低推薦日劑量的一半。FDA 官員在給 IP-6 International Inc. 的信中宣稱：「因為紅麴米金產品含有強化或添加洛伐他汀的紅麴米，它不能作為膳食補充劑銷售」。

PART 2
第三章 破解紅麴製品的安全疑慮

　　歐洲各國接著也於 2014 至 2016 年公告每人每天莫那可林之限用量為 0 至 10 毫克（圖 19）。顯示雖然紅麴中之莫那可林可以抑制體內膽固醇的合成，而能調節血脂，但其引發的風險不容忽視。

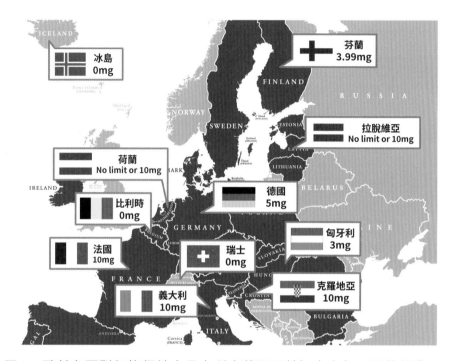

圖 19 歐美各國對紅麴保健食品中所含莫那可林訂定之每日限值標準

資料來源：Nutraingredients 2015 Feb; Nutraingredients 2016 Mar; Government of Canada 2014 Jun; Woodhead Publishing Limited 2015; Federal Food, Drug, and Cosmetic Act; Woodhead Publishing Limited 2015

（二）歐盟對紅麴米中莫那可林 K 立法規範，並提出警告

2021 年 5 月 20 日，歐盟委員會根據 EC 1925/2006 號法規第 8 條並根據歐洲食品安全局（European Food Safety Authority, EFSA）在 2018 年的意見，就紅麴米中莫那可林 K 的法規草案發起了磋商。

這些限制一般適用於莫那可林（不僅是莫那可林 K），該草案之重點如下：

- 莫那可林（monacolins）劑量 < 3 毫克 / 天（非限定 monacolin K）
- EC 1925/2006 號法規第 8 條強制性警告：
  1. 不要超過每日 3 毫克的量
  2. 孕婦或哺乳期婦女、18 歲以下兒童和 70 歲以上成人不應食用
  3. 如果您遇到任何健康問題，請就食用該產品向醫生尋求建議
  4. 如果您正在服用降膽固醇藥物，則不應食用
  5. 如果您已經在食用其他含有紅麴米的產品，則不應食用

本案歐盟已於 2022 年 6 月 1 日正式公告，於 6 月 10 日開始實施。連結網址：https://rb.gy/vo8ggk

第五節　選擇通過安全審查的
　　　　紅麴黃色素 Ankascin 568-R

（一）Ankascin 568-R 通過衛福部安全性、功效性與安定性審查

　　在此對紅麴保健成分莫那可林有可能引發健康風險的情形下，改使用紅麴菌株發酵米、甘薯、薏仁或山藥等發酵產物，使用溶劑做一系列的萃取，經純化後再以核磁共振光譜儀（nuclear magnetic resonance, NMR）、質譜儀（mass, MS）、紅外線光譜儀（infrared, IR）與紫外線光譜儀（ultraviolet, UV）等儀器進行結構資料之解析，共分離出 34 種純化合物（J Agri Food Chem. (2010) 58: 8211-8216; J Agri Food Chem. (2010) 59: 1124-1130.），再以此 34 種純物質進行代謝症候群（高血脂、高血糖、高血壓與肥胖）與失智症的功效評估試驗，研發出含黃色素 monascin 與 ankaflavin（分子式各為 $C_{21}H_{26}O_5$ 與 $C_{23}H_{30}O_5$；兩種化合物之結構式如圖 20 所示）之發酵產品，以下簡稱紅麴黃色發酵產品為 Ankascin 568-R。

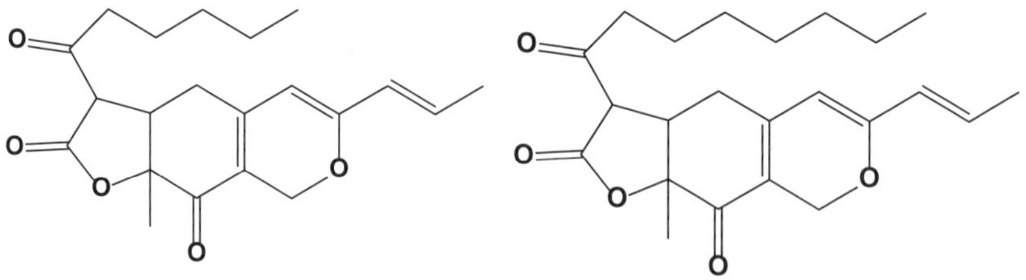

圖 20 Monascin（左）與 ankaflavin（右）之結構式，
　　　其分子式各為 $C_{21}H_{26}O_5$ 與 $C_{23}H_{30}O_5$

　　衛生福利部在審查健康食品時係將安全擺第一位，安全性審查通過後再審查功效性與安定性。紅麴黃色發酵產品之安全性，係由昌達生化科技股份有限公司（QPS Taiwan）依據實驗動物照護及使用委員會（Institutional Animal Care and Use Committee, IACUC）宣言之規範（Study Number: T68213001-GN）。結果不論在臨床觀察、生理生化檢查上均無不良影響，並測得 Ankascin 568-R 的無不良可觀察副作用劑量（no observed adverse effect level, NOAEL）為 796.2 mg/kg/day，此為建議攝取量的 230 倍，證實產品之安全性。

（二）Ankascin 568-R 是唯一可以膳食補充劑在美國販售之紅麴產品

　　此外也由於安全性實驗數據完整，獲得美國 FDA 頒發保健膳食新成分（New Dietary Ingredient, NDI）證明（圖 21）。目前此產品為唯一可以以膳食補充劑在美國販售之紅麴產品。

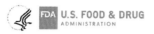

Ms. Grace Chen
11336 30th Avenue NE
Seattle, Washington 98125-6859

JUN 0 1 2018

Dear Ms. Chen:

This letter is to inform you that the Food and Drug Administration (FDA) filed your notification that you submitted to FDA on behalf of SunWay Biotech Co., LTD pursuant to 21 United States Code (U.S.C.) § 350b(a)(2) (section 413(a)(2) of the Federal Food, Drug, and Cosmetic Act (the Act)), on March 23, 2018. Additional information was received on May 24, 2018. Your notification states that the new dietary ingredient is a red yeast fermented product extracted from *Monascus purpureus* that you call "ANKASCIN 568-R."

According to your amended notification, the conditions of use are: "For adults, take 0.11 g (per capsule) once or twice a day, with water after a meal. Take 0.11g (per capsule) once or twice a day, with water after a meal. The product is safe for long-term consumption. Consult health care professionals before taking this product if you are suffering from liver disease, abnormal liver function or those who recently underwent surgery. Please consult with your doctor if you are currently taking partial hypolipidemic agents, partial anticoagulant agents and partial antibiotics. Stop use immediately if physical discomfort occurs."

Under 21 U.S.C. § 350b(a), the manufacturer or distributor of a dietary supplement containing a new dietary ingredient that has not been present in the food supply as an article used for food in a form in which the food has not been chemically altered must submit to FDA, at least 75 days before the dietary ingredient is introduced or delivered for introduction into interstate commerce, information that is the basis on which the manufacturer or distributor has concluded that a dietary supplement containing such new dietary ingredient will reasonably be expected to be safe. FDA reviews this information to determine whether it provides an adequate basis for such a conclusion. Under 21 U.S.C. § 350b(a)(2), there must be a history of use or other evidence of safety establishing that the new dietary ingredient, when used under the condition recommended or suggested in the labeling of the dietary supplement, will reasonably be expected to be safe. If this requirement is not met, the dietary supplement is considered to be adulterated under 21 U.S.C. § 342(f)(1)(B) because there is inadequate information to provide reasonable assurance that the new dietary ingredient does not present a significant or unreasonable risk of illness or injury.

In accordance with 21 CFR 190.6 (c), FDA must acknowledge its receipt of a notification for a new dietary ingredient. For 75 days after the filing date, your client must not introduce or deliver for introduction into interstate commerce any dietary supplement that contains the new dietary ingredient that is the subject of this notification.

Please note that acceptance of this notification for filing is a procedural matter, and thus, does not constitute a finding by FDA that the new dietary ingredient or supplement that contains the new dietary ingredient is safe or is not adulterated under 21 U.S.C. § 342. FDA is not precluded from taking action in the future against any dietary supplement containing your new dietary ingredient if it is found to be unsafe, adulterated, or misbranded.

U.S. Food and Drug Administration
5001 Campus Drive
College Park, MD 20740
www.fda.gov

圖 21 美國食品藥物管理局（Food & Drug Administration, FDA）經嚴格審視後發給保健膳食新成分（New Dietary Ingredient, NDI）證明，其中第二段第三行有：The product is safe for long term consumption. 之敘述，此為 FDA 非常難得對一種保健食品原料所做的評價。

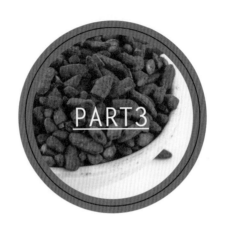

PART3

紅麴
健康研究室

——科學實證用紅麴逆轉 12 大慢性病

| 第一章 |

探討紅麴對於
12大慢性病的功效評估
方法

　　紅麴被譽稱發酵食品界的紅寶石，紅麴菌產生之黃色素更被許多科學研究實證具有調解血脂、血糖及血壓，改善疲勞、肥胖、脂肪肝、心血管疾病、阿茲海默症學習記憶能力及帕金森氏症症狀，還可當作肺癌化學療法之輔助治療劑，並對口腔癌有預防及治療的功效。

　　這個單元主要是探討紅麴保健功效在科學上是如何評估的。對於保健之功效評估，常用的有細胞試驗、動物試驗與人體臨床試驗。

　　細胞試驗成本低、執行時間短，但畢竟與人體試驗相關性較低，不能用來申請健康食品，一般只用來篩選使用何種活性物質當作保健食品的原料。當已由動物試驗或人體臨床試驗確認某成分具有某功效後，也會再進行一些細胞試驗，確認該功效之作用機轉（mechanism）。

　　動物試驗時間約需要一年，費用約一百萬到五、六百萬，

但動物畢竟也不是人，臺灣健康食品部分功效之動物試驗數據還被接受（部分功效已限制人體臨床試驗數據才可用來申請健康食品），但一種保健食品如要走出臺灣銷往國外，沒有人體臨床試驗數據是很難的。

人體臨床試驗是最具有說服力的，但執行最不容易且成本也最高。我們曾進行紅麴對改善阿茲海默症患者學習記憶能力之臨床試驗，因受試者年歲多已高，試驗一年半期間長者過世或因其他因素退出試驗之比率居然高達 70%。

以下先帶大家認識這些試驗方法，之後逐章就以這些臨床試驗成果，讓大家知道紅麴對於各保健功效數據是有科學依據的。

第一節　認識「細胞試驗」

由文獻蒐尋所得具有擬開發保健功效（如調節血糖）之可能原料，可能有 8 或 10 種，如何篩選其中最適合原料，因以動物試驗確認保健功效不但時間冗長，而且成本也太高，故不會將所有可能原料全部進行動物試驗，而是以細胞試驗先篩出一（或二）種原料，再進行動物試驗。

細胞試驗之細胞種類需與保健功效有相關性，實驗結果才會是正確的。如做不易形成體脂肪細胞篩選試驗時，常採用 3T3-L1 前脂肪細胞與測試原料共同培養，再進行前脂肪細胞之油紅 O 染色（oil red O stain），堆積於細胞內之油滴會被染成紅色。如果加入某測試原料會使細胞內紅色油滴越少，表示該原料不易形成體脂肪之效果越好，可進一步以其進行動物或人體臨床試驗，以確認其不易形成體脂肪之功效。

第二節　認識「動物試驗」

　　進行動物試驗時，必須有模式動物才可進行，如調節血脂之實驗，可在飼料中添加 0.2% 之膽固醇，以誘導高膽固醇之模式鼠。調節血糖之實驗，則可使用 streptozotocin（STZ）及 alloxan 兩類化學藥劑，這兩種都是會對胰臟 β 細胞產生不可逆的毒性，藉此破壞胰臟 β 細胞，使胰島素分泌量下降，進而使血糖濃度上升，因此在型態上與人類因先天基因缺陷的第 1a 型糖尿病、自體免疫破壞胰臟 β 細胞而造成的第 1b 型糖尿病均極接近，可做為高血糖之模式鼠。高血壓則常使用京都種自發性高血壓模式鼠（spontaneously hypertension rat, SHR）為研究材料。

　　動物實驗之組數一般分為 6 組：

1. **控制組**：完全沒有處理之組別，用來作為對照用；

2. **模式組**：如高血脂、高血糖、高血壓、阿茲海默症鼠；

3. **正控制組**：模式鼠以已通過健康食品認證或有治療功效之藥物處理鼠；

4. **模式鼠以低劑量處理組**：一般以 0.5 倍劑量處理模式鼠；

5. **模式鼠以中劑量處理組**：以 1.0 倍劑量處理模式鼠；

6. **模式鼠以高劑量處理組**：一般以 2.0 或 5.0 倍劑量處理模式鼠。

　　模式組需驗證已達高血脂、高血糖、高血壓、阿茲海默症模式之預計目標，否則此次實驗數據不被採用。正控制組用以驗證

已達改善高血脂、高血糖、高血壓、阿茲海默症等之預計目標，如未達預計目標，表示實驗有問題，此次實驗亦不被採用。衛生福利部健康食品功效評估辦法希望有低於 1 倍劑量、1 倍劑量與高於 1 倍劑量等 3 個不同劑量組。此 3 組之實驗結果可以觀察是否有劑量關係。每組之實驗動物至少為 8 隻，必須附動物購入之原始文件以為證明。健康食品功效評估試驗餵食劑量之計算，以前係以美國 FDA 網站之公式計算（網址：http://www.fda.gov/cder/cancer/animalframe.htm），可惜該網頁已被撤除，原網頁圖示如圖 22 所示，只要填入人體身高與體重，即可推算mouse、hamster 或 rat 等動物之餵食劑量。

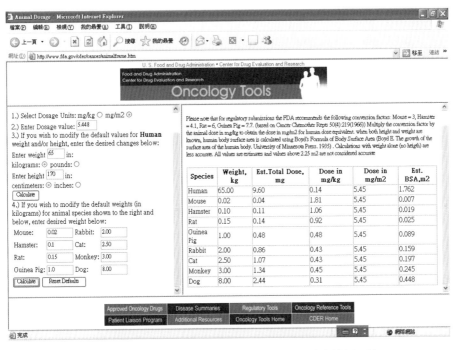

圖 22 美國 FDA 進行動物試驗各種不同動物劑量之計算網站

目前最方便使用之劑量換算表如下表 7。

表 7 實驗動物與人體每公斤體重劑量換算係數表

		A 組動物或成人						
	換算係數	小鼠 20 公克	大鼠 0.2 公斤	豚鼠 0.4 公斤	兔 1.5 公斤	貓 2 公斤	犬 12 公斤	成人 60 公斤
B 組動物或成人	小鼠 20 公克	1.00	1.60	1.60	2.70	3.2	4.8	9.01
	大鼠 0.2 公斤	0.70	1.00	1.14	1.88	2.3	3.6	6.25
	豚鼠 0.4 公斤	0.61	0.87	1.00	1.65	2.05	3.0	5.55
	兔 1.5 公斤	0.37	0.52	0.60	1.00	1.23	1.76	2.30
	貓 2 公斤	0.30	0.42	0.48	0.81	1.00	1.44	2.70
	犬 12 公斤	.021	0.28	0.34	0.56	0.68	1.00	1.88
	成人 60 公斤	0.11	0.16	0.18	0.304	0.371	0.531	1.00

查詢時，參考動物選 A 組（例如成人），實驗動物選 B 組，交叉格中數字即為應乘以之倍數。例如 60 公斤人的劑量（g/kg），如要換算成小鼠之劑量須乘以 9.01 倍，如要換算成大鼠之劑量須乘以 6.25 倍。所以要乘以 9.01 或 6.25，乃因小鼠與大鼠之體積較人體為小，其單位體積之表面積約為人體之 9.01 或 6.25 倍，因表面積大其代謝較為旺盛，故單位重量之攝食量應為 9.01 或 6.25 倍。

例如 60 公斤成人建議攝取量每天 1 公克，則大鼠每公斤體重攝取劑量 = 1 ÷ 60 × 6.25 = 0.104 公克 / 公斤體重；而小鼠每公斤體重攝取劑量 = 1 ÷ 60 × 9.01 = 0.150 公克 / 公斤體重。

　　至於動物實驗時間按評估方法規定，動物實驗進行時間至少需 4 星期以上，而人體實驗至少需進行 2 星期以上。

　　而動物數量與品質評估方法則規定：所使用的實驗動物以哺乳類動物為原則；動物隻數每組至少為 8 隻，小白鼠隻數每組至少為 10 隻，實驗動物必須來自各大實驗動物中心。

　　評估方法亦規定人體臨床試驗每組人數至少為 8 人，且必須有控制組。人體臨床實驗必須由大學食品、營養、醫藥等相關系所、研究機構、醫學中心執行，需有醫師參與，並遵循衛生單位對人體臨床實驗有關之相關規定。

　　動物試驗需申請動物試驗許可證，一般由各研究單位組成之實驗動物管理與使用委員會審查後核發。一般在投稿時之動物試驗方法，最好能加上以下敘述，將有利於審查委員之論文審查：

The protocol complied with guidelines described in the Animal Protection Law, amended on June 29, 2016; Hua-Zong-(1) -Yi-Tzi-10500042801. The animal study was approved by Institutional Animal Care and Use Committee（IACUC）of National Taiwan University（Permit Number: 102-EL-100-NTU）.

　　實驗數據之統計分析：實驗數據經統計變異數分析（Analysis of variance, ANOVA）測試各實驗組間是否有差異，若有差異再以鄧肯氏多變試驗（Duncan's multiple range test）作進一步分析，以決定各實驗組在 95% 可信度內是否有差異。**所有實驗之原始數據應完整保留，以備查詢。**

　　由於健康食品不宜添加太多量之精緻糖，衛生福利部於 2017 年 7 月 17 日以衛授食字第 1061300590 號函修正健康食品查驗登記審查原則，規定業者申請健康食品之配方，宜儘量符合

少油、少糖及少鹽的飲食原則。健康食品送審時，依其每日建議攝取量，如額外添加糖逾 25 克，不得申請為健康食品。健康食品的每日建議攝取量，如額外添加糖在 17 公克以上，應加註熱量警語如下：**「本品依每日建議攝取量○○公克／毫升，所含外加精緻糖量達○○公克，請注意熱量攝取」**等類似等同詞句。

第三節　認識「人體臨床試驗」

以人為試驗對象的研究叫做人體臨床試驗。為什麼要進行這樣的試驗？因為許多的治療方式、保健食品、藥品、醫療器材以及疫苗實際應用的狀況與動物試驗的結果並不一定相同；運用於人體的效果並不清楚。因此在廣泛運用之前，必須收集相關資訊，特別是是否有效，以及會不會產生不良反應等。因此必須進行人體臨床試驗，收集相關資訊，才能夠知道什麼樣的治療方式、什麼樣的保健食品在哪種劑量是最有效的。

在進行人體臨床試驗時會將參加試驗的人隨機分成試驗組與安慰劑組，試驗組服用試驗之保健食品，安慰劑組則服用安慰劑。

安慰劑是一種無害的無活性物質，外觀通常會依照試驗組所服用保健食品之外觀設計，但完全不具有任何效力，也沒有保健活性成分，多半是由糖片或食鹽水等成分製成，設計成「沒有保健功能」的實驗對照組。

在所有受測條件維持不變的狀況下，兩組受測者都不會被告知到底吃的是什麼，為的就是避免受測者竄改研究結果。使用安慰劑的最大目的，就是比較保健食品是否能確實「產生保健效力」，藉此判斷服用保健食品受測者，所產生的保健功效是由保健食品產生的，而不是心理因素影響或偶然發生的。

　　哪一組是試驗組、哪一組是安慰劑組，除了主持人外，受試者與參與試驗之人員均不知道，此種設計稱為**隨機雙盲試驗**。當試驗完成，所有數據均統計完成時，主持人才宣布哪一組是試驗組、哪一組是安慰劑組，此稱為解盲。

　　一個人體臨床試驗需要將試驗計畫書送**人體臨床試驗委員會**（Institutional Review Board, IRB）之審查，才能進行人體試驗。在投稿時最好先將人體臨床試驗計畫書送美國國家衛生研究院（National Institute of Health, NIH）登記審查，如果通過會發給證書，如我們進行兩個益生菌人體臨床試驗時，即獲得美國 NIH 之兩張證書，字號分別為 ClinicalTrials.gov with registration numbers NCT04046432 及 NCT04088474。

　　衛生福利部為使保健食品市場能做到良幣驅逐劣幣，訂定健康食品管理法，嚴格規範須符合健康食品管理法之保健食品，才能稱為健康食品。每年均執行市場健康食品之抽驗計畫，保證市售之健康食品均能符合健康食品管理法之規範。民眾如要採購保健食品，強烈建議購買國家掛保證有小綠人標示之健康食品。

| 第二章 |

紅麴與血脂的調節

【本章研究重點摘要】

■ **動物試驗：**連續 8 週各別餵食紅麴黃色素 monascin 與 ankaflavin，可以：

1. 分別顯著提升血液中好的高密度脂蛋白膽固醇濃度達 32.26% 與 10.15%，而一般紅麴降膽固醇活性成分的莫那可林 K（monacolin K）則無此效果。

2. 判斷調節血脂重要指標低密度脂蛋白膽固醇與高密度脂蛋白膽固醇之比值，紅麴黃色素 monascin 與 ankaflavin 分別顯著降低了 24.28% 與 32.86%，均比莫那可林的 17.14% 還要好。

3. 高膽固醇飲食倉鼠餵食紅麴黃色素 monascin 與 ankaflavin 可顯著減少主動脈壁上脂質斑塊之數量，效果要比莫那可林 K 好很多。

■ **人體試驗：**經服用 Ankascin 568-R 萃取物（含 monascin 與 ankaflavin）經 8 週後檢驗分析結果顯示：

1. 血液中總膽固醇比第 0 週顯著降低 11.1%（p <0.05）；

2. 低密度脂蛋白膽固醇下降了 20.4%（p <0.05）；

3. 高密度脂蛋白膽固醇上升了 8.3%。目前文獻中除 NTU 568 菌株生產之紅麴外，並無紅麴可提升高密度脂蛋白膽固醇的報告。

第一節　高齡社會與代謝症候群及失智症

　　根據世界衛生組織（World Health Organization, WHO）的定義，65 歲以上人口若占總人口的 7.0%，稱為高齡化社會（aging society），若達 14.0% 及 20.0% 則分別稱為高齡社會（aged society）與超高齡社會（super-aged society）。臺灣在 2020 年 3 月底，65 歲及以上人口占總人口的 14.05%，已超過 WHO 對高齡社會的門檻，正式成為高齡社會。

　　進入高齡社會，罹患代謝症候群的人會明顯增加，失智症乃隨之而來。所謂代謝症候群是指：(1) 腰圍太粗：男性 ≥ 90 cm、女性 ≥ 80 cm；(2) 血壓太高：收縮壓 / 舒張壓 ≥ 130/85 mmHg，或有高血壓病史；(3) 三酸甘油酯太高：≥ 150 mg/100 mL；(4) 高密度脂蛋白膽固醇（好的膽固醇）太低：男性 < 40 mg/100 mL、 女性 < 50 mg/100 mL；(5) 空腹血糖太高：≥ 100 mg/100 mL、 或有糖尿病史。只要上述 5 項符合 3 項以上者，則稱為代謝症候群（圖 23）。

　　紅 麴 菌 株 *Monascus purpureus* NTU 568（以下簡稱 NTU 568）在筆者近 20 年，指導約 15 名博士班學生與 30 名

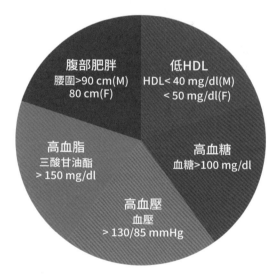

圖 23　上圖五項中符合三項以上者則稱為代謝症候群

資料來源：美國國家膽固醇教育計畫（National Cholesterol Education Program, NCEP, 2006）

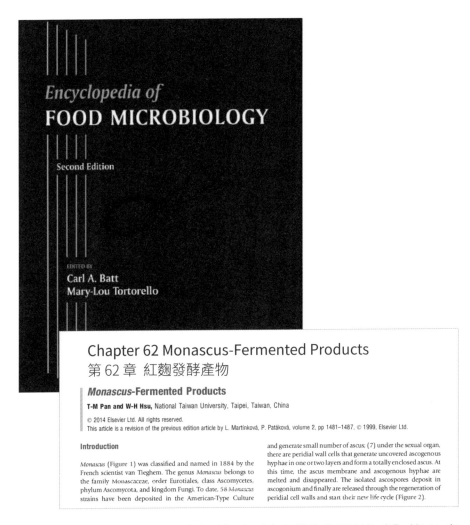

碩士班學生共同努力研究下，將其在代謝症候群與老人失智症方面，做了一系列系統性的研究，發表了超過 120 篇學術論文，Elsevier Ltd. 出版社也邀請我們撰寫《Encyclopedia of FOOD MICROBIOLOGY》(食品微生物百科全書) (圖 24) 中＜紅麴發酵產物＞一章。我們也將相關技術轉移給生技公司，在產程改良、規模放大、安全性確認與功效證實後，終能將實驗室研究成

Chapter 62 Monascus-Fermented Products
第 62 章 紅麴發酵產物

Monascus-Fermented Products

T-M Pan and W-H Hsu, National Taiwan University, Taipei, Taiwan, China

Introduction

Monascus (Figure 1) was classified and named in 1884 by the French scientist van Tieghem. The genus *Monascus* belongs to the family Monascaceae, order Eurotiales, class Ascomycetes, phylum Ascomycota, and kingdom Fungi. To date, 58 *Monascus* strains have been deposited in the American-Type Culture

and generate small number of ascus; (7) under the sexual organ, there are peridial wall cells that generate uncovered ascogenous hyphae in one or two layers and form a totally enclosed ascus. At this time, the ascus membrane and ascogenous hyphae are melted and disappeared. The isolated ascospores deposit in ascogonium and finally are released through the regeneration of peridial cell walls and start their new life cycle (Figure 2).

圖 24 應 Elsevier Ltd. 出版社邀請撰寫《食品微生物百科全書》第 62 章〈紅麴發酵產物〉

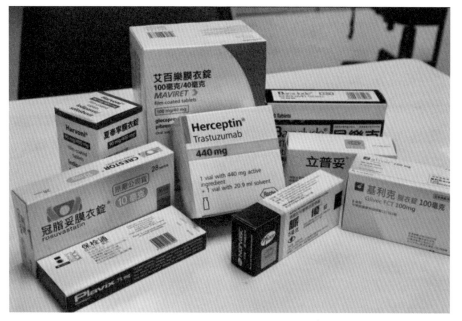

圖 25 國人全民健保 2019 年給付藥品申報金額共 2083 億，高血脂相關
　　　藥居然高達 68 億元，高血壓也耗掉 17 億元。

果轉譯成商品，順利取得衛生福利部健康食品調節血脂與調節血
糖雙功效之認證。茲將這 20 年有關紅麴菌株之安全性（前述），
以及各種保健功效研究，分別說明如下。

　　首先我們先看看全民健保的用藥費用：2019 年總計 2083 億
元，高血脂相關藥居然高達 68 億元，高血壓也耗掉 17 億元。可見
三高（高血脂、高血壓、高血糖）在臺灣是一個非常嚴重的代謝疾
病，如何保養自己身體，遠離三高，更是全民要特別重視的問題。

　　紅麴此中華民族及東方國家特有的保健食品，對代謝症候
群，尤其是三高特別有效。茲將其對三高在細胞、動物之功效試
驗以至於人體臨床試驗的效果特別整理如下所述。

第二節　紅麴米調節血脂動物試驗

　　人體血管中有血液流通，不斷將腸道消化吸收之養分由動脈送至各組織，並將各組織產生之廢物由靜脈送回各排泄器官，維持身體機能的正常運作。

　　膽固醇是機體內許多重要物質的原料，如細胞膜、雌激素、雄激素、腎上腺皮質激素以及幫助消化的膽汁，所以膽固醇是生命所必不可少的成分。

　　然而由體外攝食食物中之膽固醇，以及體內自行合成之低密度脂蛋白膽固醇（low density lipoprotein cholesterol, LDL-C; 俗稱「不好的膽固醇」），會在血液循環時堆積於血管壁，造成血管阻塞（即血栓，如圖 26 所示）。而血液中另有高密度脂蛋白膽固醇（high density lipoprotein cholesterol, HDL-C；俗稱「好的膽固醇」），其可以將原堆積於血管壁之膽固醇溶解，隨血液循環送回肝臟代謝。當 LDL 膽固醇增加過多時，HDL 不能有效地將其回收，無法回收的 LDL 膽固醇就會附

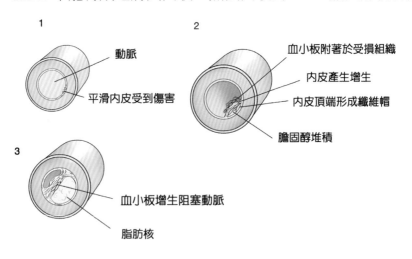

圖 26 血管壁血栓之形成
資料來源：Purves et al., Life: The Science of Biology, 4th Edition

著在動脈壁上，產生很多健康問題。故評估血脂調節作用時需同時將 LDL 膽固醇與 HDL 膽固醇列入考量。

以倉鼠為試驗動物進行動物實驗，評估 monacolin K（MK）、monascin (MS) 與 ankaflavin (AK) 三者對血液中的總膽固醇（total cholesterol, TC）、三酸甘油酯（triglyceride, TG）、高密度脂蛋白膽固醇（HDL-C）與低密度脂蛋白膽固醇（LDL-C）之調節效果。結果（表 8）顯示，連續餵食 8 週各類

表 8
餵食相同劑量 monascine、ankaflavin 或 monacolin K 對高膽固醇飲食倉鼠血清中總膽固醇、高密度脂蛋白膽固醇、低密度脂蛋白膽固醇與三酸甘油酯濃度之影響

組別	總膽固醇 (mg/dL)	低密度脂蛋白膽固醇 (mg/dL)	高密度脂蛋白膽固醇 (mg/dL)	低密度脂蛋白膽固醇 / 高密度脂蛋白膽固醇之比值	三酸甘油酯 (mg/dL)
對照組	102.4 ± 4.63[a]	19.0 ± 1.6[a]	63.0 ± 4.3[a]	0.26 ± 0.03[a]	163.4 ± 30.7[ab]
高膽固醇模式組	232.4 ± 25.6[d]	79.6 ± 9.2[d]	93.6 ± 17.2[bc]	0.70 ± 0.08[d]	268.6 ± 85.5[c]
Monacolin K 組	143.5 ± 12.9[b]	49.5 ± 5.5[bc]	84.7 ± 4.9[b]	0.58 ± 0.10[c]	141.4 ± 28.2[a]
Monascin 組	175.3 ± 17.8[c]	202.3 ± 50.4	123.8 ± 20.9[d]	0.53 ± 0.11[bc]	202.3 ± 50.4[b]
Ankaflavin 組	154.5 ± 16.6[b]	44.5 ± 12.5[b]	103.1 ± 10.1[c]	0.47 ± 0.07[b]	181.6 ± 36.6[ab]

＊註：數據統計使用 Duncan's test 檢定法，n＝8，各測定值上標字母不同表示為顯著差異

資料來源：J Agri Food Chem. (2013) 61: 143-150.

產品後，非常可貴的，MS 與 AK 顯著提升血液中 HDL-C 濃度達 32.26% 與 10.15%，而 MK 則無此效果。判斷調節血脂重要指標 LDL-C/HDL-C 之比值，MS 與 AK 顯著降低了 24.28% 與 32.86%，均比 MK 的 17.14% 還要好。

高膽固醇飲食倉鼠餵食 MS 或 AK 可顯著減少主動脈壁上脂質斑塊之數量，效果要比 MK 好很多（圖 27）。

肝臟病理檢查（圖 28）得知：由於高膽固醇飲食所引起肝臟組織之脂質液泡（圖 28 箭號所示），均可因攝食 MS 與 AK 而顯著減少。

至於紅麴降低血脂肪及提升高密度脂蛋白之組成分及其製備方法專利，我們也以 "Composition for lowering blood lipid and elevating high density lipoprotein and method for manufacturing the same（降低血脂肪及提升高密度脂蛋白之組成分及其製備方法）" 向臺灣（2013.09）、韓國（2014.07）以及歐盟（2014.07）包括德國、法國、美國、瑞士、愛爾蘭、荷蘭、瑞典、奧地利、比利時、義大利、葡萄牙、西班牙、土耳其等 13 國申請且均已獲得專利。

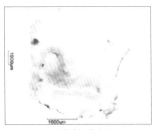
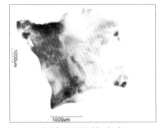

正常飲食組　　　　　　　　高膽固醇飲食組

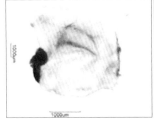
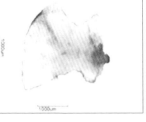
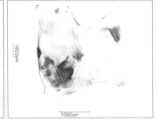

Monascin 組　　　　　Ankaflavin 組　　　　　Monacolin K 組
（一般市售紅麴保健成分）

圖 27 Monascin 和 ankaflavin 可有效改善血脂斑塊（圖中紅色部分）的累積，效果比一般市售紅麴保健品的主要功效成分 monacolin K 還好

資料來源：J Agri Food Chem. (2013) 61: 143-150.

脂質液泡

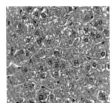
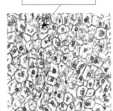
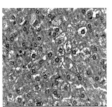
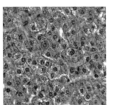

正常飲食組　　　高膽固醇飲食組　　　高膽固醇飲食＋
MS 組　　　　　　高膽固醇飲食＋
AK 組

圖 28 Monascin 與 ankaflavin 可減少肝臟組織中之脂質液泡（vacuoles）

資料來源：J Agri Food Chem. (2013) 61: 143-150.

PART 3　第二章　紅麴與血脂的調節

第三節　Ankascin 568-R 調節血脂之人體臨床試驗

　　Ankascin 568-R 為以紅麴菌 *Monascus purpureus* NTU 568 發酵米粒，經專利技術萃取、精製所得之高價值產品。如果以 Si㞎a 公司目錄所示價格推算，一顆以 Ankascin 568-R 原料製成之產品，售價將高達台幣 4.25 萬元，經過以生物技術手段改良發酵原料、發酵製程與萃取技術，終於製成大家都可負擔得起的產品。

　　經歷嚴格之安全性、功效性與安定性評估，終於獲得衛生福利部食品藥物管理局之嚴格審查，獲得健康食品之調節血脂與調節血糖之健康食品雙認證。同時將產品之相關安全資料送美國食品藥物管理署（Food and Drug Administration, FDA），經過嚴格審查美國 FDA 在文件上明白說明：It is safe for long term consumption. 一般美國 FDA 將食品安全放第一位，能夠在其頒發之證書上如此敘述，表示此產品是非常安全的。目前此產品為唯一能在美國販售的紅麴膳食補充劑。

　　Ankascin 568- R 調節血脂人體臨床試驗（許可字號：CHMUH No. CS12121) 之收案標準為年齡：20–65 歲；低密度脂蛋白膽固醇：130–190 mg/dL、總膽固醇 >180 mg/dL；身體質量指數（body mass index, BMI）：23–30 kg/m^2；而無其他健康問題者。

　　收案之排除標準為：(1) 肝指數（aspartate aminotransferase, AST; alanine aminotransferase, ALT）值較正常值高 3 倍，或診斷出肝硬化，或肌酸酐值 ≧ 1.5 mg/dL；(2) 服用他汀類藥物；(3) 服用含紅麴成分之中藥；(4) 一個月內曾進行手術；(5) 藥物過敏；(6) 懷孕或哺乳中；以及 (7) 其他嚴重疾病、受傷或器官

損傷等 7 項。

收案人數為安慰劑組與實驗組各 20 人。服用劑量為每日服用 1 顆膠囊（550 毫克）含 110 毫克 Ankascin 568-R，其有效成分為 3 毫克 monascin 及 1.5 毫克 ankaflavin。

經 8 週後檢驗分析結果顯示，血液中總膽固醇比第 0 週顯著降低 11.1%（p <0.05）；而低密度脂蛋白膽固醇實驗組比安慰劑組下降了 20.4%（p <0.05），高密度脂蛋白膽固醇上升了 8.3%（圖 29，J Drug Food Anal. (2018) 26: 393-400.）。目前文獻中除 NTU 568 菌株生產之紅麴外（J Agri Food Chem. (2010) 58: 9013-9019. 及 J Microb Immun Infect (2018) 51: 27-37.），並無紅麴可提升高密度脂蛋白膽固醇的報告。

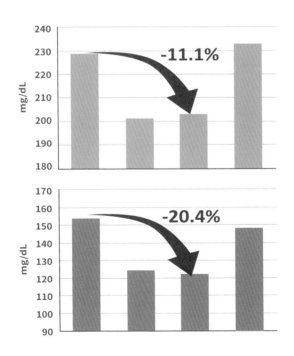

圖 29 Ankascin 568-R 可降低人體血液中之總膽固醇
　　　與低密度脂蛋白膽固醇

資料來源：J Drug Food Anal. (2018) 26: 393-400.

　　臺灣紅麴保健食品市售品項相當多，通過衛生福利部健康食品審查者也不少，但幾乎全部都是以 monacolin K 為主要功效成分。此外臺灣保健食品中紅麴與魚油兩項產品，可以檢驗產品之有效成分，在高於某含量以上，即可獲頒健康食品，此類健康食品稱為規格標準（或稱第二軌）之健康食品，不必進行動物試驗或人體臨床試驗之功效驗證。

| 第三章 |

紅麴與血糖的調節

【本章研究重點摘要】

■ **細胞試驗：**以胰島素抗體針對胰臟中分泌胰島素之 β 細胞進行免疫染色，正控制組 β 細胞完整，可生成足夠量的胰島素。糖尿病模式鼠因病情未加以控制，體內氧化壓力及發炎反應大增，導致 β 細胞被破壞，幾乎沒有胰島素外泌功能。餵食紅麴發酵產物則可改善 β 細胞被破壞情形，維持胰島素分泌功能。

■ **動物試驗：**利用 streptozotocin (STZ) 誘導並施打 nicotinamide (NA) 保護劑，將老鼠誘導為第二型**糖尿**病之模式動物。探討含 monascin (MS) 與 ankaflavin (AK) 之 Ankascin 568-R 膠囊對血糖調控之影響。

1. 經過連續 8 週實驗後正常組空腹血糖值為 82.5 ± 3.3 mg/dL，以 STZ 誘導並給予保護劑 NA 誘發之糖尿病組顯著提升至 452.0 ± 21.6 mg/dL，顯示高血糖模式鼠誘導成功。

2. 餵食 Ankascin 568-R 膠囊試驗組血液中葡萄糖值降為 390.8 ± 7.9 mg/dL，顯著低於糖尿病組（$p < 0.05$），證實含 MS 與 AK 之 Ankascin 568-R 膠囊具有調節血糖之功效。

■ **人體臨床試驗**：試驗結果發現與第 0 週比較，連續食用紅麴發酵產物萃取物——含 MS 與 AK 之 Ankascin 568-R 膠囊 6 週以上，空腹血糖即可顯著調降 8.5%（$p<0.05$），即使停用後 4 週的追蹤期，空腹血糖仍能維持與第 12 週相同水準。

第一節　糖尿病概說

血糖即為血液中之葡萄糖。消化後的葡萄糖由小腸進入血液，並被運輸到各個細胞，做為細胞主要能量來源。而胰島素乃一種蛋白質激素，由胰臟內胰島 β 細胞分泌，可代謝血糖而使血糖維持在正常值。

如果攝入過多糖分，無法消耗的葡萄糖就會留在血液中。過多的葡萄糖需要大量胰島素促進吸收，長期下去胰腺會疲勞以致功能衰退，逐漸變得無法順利分泌胰島素，於是血糖升高，在空腹或者吃飯兩小時後仍然居高不下，形成高血糖狀態，血液因而變得黏稠，易於凝固。

在高血糖狀態下，紅血球失去柔韌性而變硬，多個紅血球重疊黏在一起，容易在細小的血管處阻塞，成為血栓誘因。黏稠的高血糖血液，對血管也有傷害。血液中的糖分和血管的蛋白質相結合，會形成糖化蛋白，糖化蛋白是有害的蛋白質，它無法顯現蛋白質的功能，不能夠在體內正常代謝，並容易使血管受傷，引發動脈硬化。

如果血糖無法下降，持續高血糖就會發展為糖尿病。糖尿病是因血液中多餘的葡萄糖進入尿中，然後排出體外而得名。血糖正常時，血液中的葡萄糖會被腎臟的腎小管再吸收，不會出現在尿中，但是葡萄糖太多的時候，腎小管就無法完全再吸收，未被

吸收的葡萄糖就進入尿中。

　　二型糖尿病是因生活習慣和易患糖尿病的體質造成胰島功能低下和不足而產生的。95% 的糖尿病是二型糖尿病，一型糖尿病只占少數。

　　罹患糖尿病後，因葡萄糖過多而胰島素不足，身體細胞無法吸收葡萄糖，就無法確保所需的能量。因此，細胞開始利用脂肪和蛋白質代替葡萄糖作為能量來源，其結果是皮下脂肪和肌肉減少、身體變瘦，當出現此狀況時，糖尿病已經發展到相當嚴重的地步。在高血糖狀態下，葡萄糖會和蛋白質結合生成糖化蛋白，糖化蛋白會產生自由基，引發連鎖氧化，損傷肌體。

　　缺乏胰島素會導致血糖過高而引發糖尿病，故治療糖尿病除了飲食控制外常需注射胰島素。糖尿病之典型症狀為吃多、喝多與尿多的三多，以及體重減少的一少。2013 年全球約有 3.82 億人罹患糖尿病，盛行率為 8.3%，而預計 2035 年罹患糖尿病人數將增加至 5.92 億，盛行率則會上升至 8.8%。

　　糖尿病最麻煩的是，罹患糖尿病一段時間以後，會出現很多副作用（圖 30），最終常導致洗腎、青光眼或截肢，是非常麻煩的代謝疾病。

　　從 2010 年開始至今，筆者研究團隊針對紅麴改善糖尿病功效，共發表了 13 篇學術論文，全部刊登於 SCI 學術期刊。研究成果發現紅麴黃色素 monascin (MS) 及 ankaflavin (AK) 為轉錄因子—細胞核核內荷爾蒙受體族群（peroxisome proliferators activated receptor, PPAR）的活化劑，當轉錄因子被 MS 及 AK 活化後，可促進人體周邊組織對胰島素的敏感性，進而吸收血液中的葡萄糖，因而達到調節血糖功效並改善第

二型糖尿病，此成果經細胞試驗、動物試驗及人體臨床試驗均證實其功效卓著。

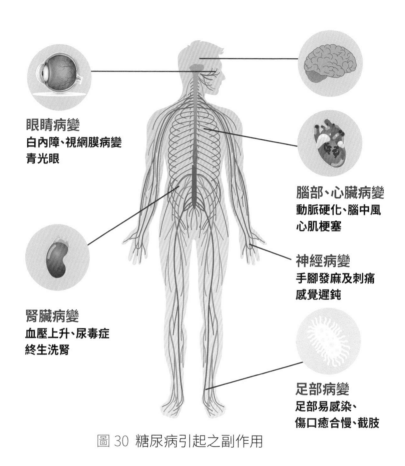

眼睛病變
白內障、視網膜病變
青光眼

腦部、心臟病變
動脈硬化、腦中風
心肌梗塞

神經病變
手腳發麻及刺痛
感覺遲鈍

腎臟病變
血壓上升、尿毒症
終生洗腎

足部病變
足部易感染、
傷口癒合慢、截肢

圖 30 糖尿病引起之副作用

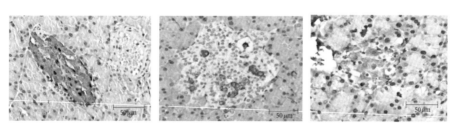

圖 31 正控制組（左）、糖尿病組（中）與糖尿病以紅麴處理組（右）
　　　之 β 細胞破壞情形

資料來源：Experimental Diabetes Research (2011) 2011: 710635.

第二節　紅麴調節血糖之細胞試驗

以胰島素抗體針對胰臟中分泌胰島素之 β 細胞進行免疫染色，正控制組 β 細胞完整，可生成足夠量的胰島素（圖 31 左，β 細胞染成褐色）。

糖尿病模式鼠因病情未加以控制，體內氧化壓力及發炎反應大增，導致 β 細胞被破壞，幾乎沒有胰島素外泌功能（圖 31 中）

餵食紅麴發酵產物則可改善 β 細胞被破壞情形，維持胰島素分泌功能（圖 31 右）。

第三節　紅麴調節血糖之動物試驗

（衛生福利部衛部健食字第 A00289 號健康食品申請書）

為了解紅麴發酵產物萃取物中哪些成分具有血糖調控功能，乃將由紅麴各種發酵產物，包括紅麴米與紅麴山藥等分離純化所得之 34 種純化合物進行功效確認，得知：紅麴發酵產物萃取物中之黃色素 MS 與 AK 調節血糖效果極為良好。

將 MS 與 AK 適量混合做成膠囊（每顆膠囊含 3 毫克 MS 及 1.5 毫克 AK）成為 Ankascin 568-R。先注射丙酮醛 methylglyoxal 誘發糖尿病模式鼠後，再餵食 Ankascin 568-R 或治療糖尿病藥物 rosiglitazone，再將其犧牲後取其胰臟加以染色，可見分泌胰島素之 β- 細胞會被染成棕色（圖 32）。

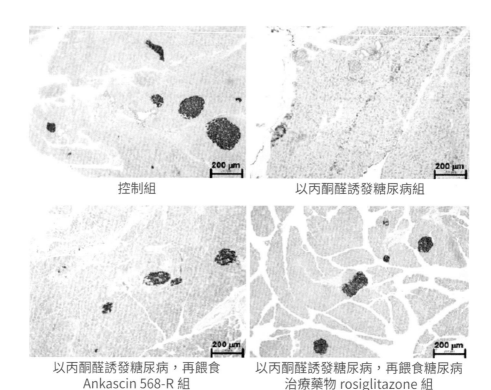

控制組　　　　　　　　　以丙酮醛誘發糖尿病組

以丙酮醛誘發糖尿病，再餵食　　以丙酮醛誘發糖尿病，再餵食糖尿病
Ankascin 568-R 組　　　　　　治療藥物 rosiglitazone 組

圖 32 Ankascin 568-R 可使原本已被破壞可分泌胰島素的 β 細胞恢復，
　　　其效果與治療糖尿病的藥物 rosiglitazone 效果相近
資料來源：J Agri Food Chem (2013) 61: 5996-6006.

　　控制組為正常老鼠，胰臟中之 β 細胞完整，能正常分泌胰島
素。注射丙酮醛 methylglyoxal 誘發成糖尿病模式鼠後，很明顯
的 β 細胞受到破壞，棕色面積減少到幾乎不見了。但如果對糖尿
病模式鼠餵食 Ankascin 568-R，則可見可分泌胰島素的 β 細胞
恢復了，其效果與治療糖尿病的藥物 rosiglitazone 相近。

　　以衛生福利部公告健康食品之調節血糖功能評估方法
做為實驗架構，利用 streptozotocin（STZ）誘導並施打
nicotinamide（NA）保護劑，誘導為第二型糖尿病之模式動物。
探討含 MS 與 AK 之 Ankascin 568-R 膠囊對血糖調控之影響。

在經過連續 8 週實驗後正常組空腹血糖值為 82.5 ± 3.3 mg/dL，以 STZ 誘導並給予保護劑 NA 誘發之糖尿病組顯著提升至 452.0 ± 21.6 mg/dL。餵食 Ankascin 568-R 膠囊 1 倍、2 倍及 10 倍劑量試驗組血液中葡萄糖值分別為 390.8 ± 7.9、358.0 ± 15.7 及 340.8 ± 9.9 mg/dL，均顯著低於糖尿病組（p < 0.05）（表 9）。

表 9 餵食 Ankascin 568-R 膠囊對於糖尿病大鼠血液中葡萄糖、糖化血色素、胰島素與胰島素抗性之影響

組別	血液中葡萄糖 (mg/dL)	糖化血色素 (%)	胰島素 (IU/mL)	胰島素抗性 (HOMA-IR index)
正常飲食組	82.5 ± 3.3*	4.1 ± 0.1*	42.3 ± 0.7*	8.5 ± 0.3*
負對照組	452.0 ± 21.6	10.8 ± 0.3	14.3 ± 1.4	21.1 ± 1.4
一倍劑量組 (46.5 mg/kg BW)	390.8 ± 7.9*	9.7 ± 0.4*	18.9 ± 0.8*	18.9 ± 1.2*
兩倍劑量組 (93.0 mg/kg BW)	358.0 ± 15.7*	9.5 ± 0.5*	21.3 ± 0.4*	18.8 ± 0.9*
十倍劑量組 (465.0 mg/kg BW)	340.8 ± 9.9*	9.3 ± 0.3*	22.5 ± 0.6*	18.9 ± 0.8*

註：1. 所有數值皆以 Mean ± S.D.（平均值 ± 標準差）表示之，實驗大鼠每組 n = 8。

2. 數據統計使用 Duncan's test 檢定法，* Significantly different（p < 0.05）vs. the DC group。

3. HOMA-IR index = insulin（μU/mL）× glucose（mmol/L）/22.5

在糖化血色素方面，糖尿病組為 10.8 ± 3.3%，經餵食 Ankascin 568-R 膠囊 1 倍、2 倍及 10 倍劑量試驗組，糖化血色素分別為 9.7 ± 0.4%、9.5 ± 0.5% 與 9.3 ± 0.3%，皆顯著低於糖尿病組（$p < 0.05$）。

在胰島素濃度方面，糖尿病組胰島素濃度 14.3 ± 1.4 IU/mL，經餵食 Ankascin 568-R 膠囊 1 倍、2 倍及 10 倍劑量試驗組，胰島素濃度分別為 18.9 ± 0.8 IU/mL、21.3 ± 0.4 IU/mL 與 22.5 ± 0.6 IU/mL，皆顯著高於糖尿病組（$p < 0.05$）。

在胰島素抗性分析方面，糖尿病組動物的胰島素阻抗（HOMA-IR）為 21.1 ± 1.4，餵食 Ankascin 568-R 膠囊 1 倍、2 倍及 10 倍劑量試驗組之大鼠胰島素阻抗分別為 18.9 ± 1.2、18.8 ± 0.9 與 18.9 ± 0.8，皆顯著低於糖尿病組（$p < 0.05$）。

根據上述結果，經 8 週連續餵食 Ankascin 568-R 膠囊，具有調節血糖之保健功效。

由表 9 結果得知，血液中葡萄糖、糖化血色素、胰島素與胰島素抗性均可經由餵食紅麴發酵產物萃取物 Ankascin 568-R 膠囊而顯著降低（$p < 0.05$），由此結果推論，紅麴發酵產物萃取物 Ankascin 568-R 膠囊產品具降血糖與降低胰島素阻抗之功效。

第四節　紅麴調節血糖之人體臨床試驗

調節血糖人體臨床試驗係遵循衛生福利部人體臨床試驗相關規定，通過人體臨床試驗委員會之核准（IRB No. 212250-029-F-007）。本研究進行初期有 377 位有意願參加之受試者，納入條件為空腹血糖值在 100-180 mg/dL 之間且糖化血色素小於 9%，經醫師判定仍不需使用糖尿病用藥者。由 377 位志願者篩選出符合條件之 67 位受測者進行試驗，而最後完成全程試驗之受試者共計 40 人。

試驗採隨機雙盲平行試驗，分為安慰劑組（n=20，9 男 11

女，平均年齡 59.1 歲）與試驗組（n=20，9 男 11 女，平均年齡 60.9 歲），依組別每日提供 2 顆安慰劑膠囊（麥芽糊精）或紅麴發酵產物萃取物膠囊（Ankascin 568-R），於午餐或晚餐飯後擇一食用，為期 12 週，停止食用後 4 週為追蹤期。

在第 0、6、12、16 週紀錄體位變化與血壓，並收集血液及尿液，測定空腹血糖值、葡萄糖耐受性、胰島素、胰島素抗性、血脂、肝功能、腎功能、甲狀腺功能等生化指標。所有受測者皆分別經專科醫生問診與健康檢查。

試驗結果發現與第 0 週比較，連續食用該紅麴發酵產物萃取物 6 週以上，空腹血糖即可顯著調降 8.5%（$p<0.05$），即使停用後 4 週的追蹤期，空腹血糖仍能維持與第 12 週相同水準（表 10）。

表 10 紅麴發酵產物萃取物（Ankascin 568-R）或安慰劑對受試者血糖指數之影響

組別	試驗組				安慰劑組			
時間 (週)	0 (起始)	6	12	16 (追蹤)	0 (起始)	6	12	16 (追蹤)
空腹血糖值 (mg/dL)	115.3±12.0	105.5±15.7*	110.5±1 6.9*	110.2±7.2*	118.8±16.3	117.4±22.1	114.6±28.3	118.6±22.1
糖化血色素 (%)	5.9±0.7	5.9±0.7	6.0±0.7	6.0±0.6	6.1±0.7	6.1±0.9	6.1±1.1	6.2±1.0
胰島素 (mg/dL)	10.8±5.4	11.9±6.1	11.1±4.9	11.6±1.4	12.2±7.5	12.3±7.5	13.1±10.0	12.6±7.2
胰島素抗性 (HOMA-IR)	1.4±0.7	1.6±0.8	1.5±0.6	1.5±0.8	1.6±1.0	1.7±1.0	1.8±1.3	1.9±0.9

註：試驗數據表示法：平均值 ± 平均偏差 * 與起始值比較有顯著差異（$P<0.05$）。
資料來源：J Drug Food Anal. (2017) 25: 409-416.

　　人體臨床試驗安慰劑組糖化血色素皆較實驗組高，雖未達統計上的顯著差異，但由單一個案的數據可以觀察到有下降的趨勢，推論此紅麴發酵產物萃取物具有調節並維持血糖的效果。

　　在葡萄糖耐受性方面，餐後血糖沒有顯著變化，但實驗組中4位葡萄糖耐受不良的受測者餐後血糖值均顯著下降，研究指出HOMA-IR 大於等於 1.95，可視為身體的胰島素阻抗現象，由試驗結果（表 10）可得知本試驗受試者胰島素阻抗現象仍在正常範圍內。

　　由於調節血糖、血脂效果明確，筆者之研發成果已獲衛生福利部審查通過，成為同時具有調節血糖與調節血脂功效之健康食品。

| 第四章 |

紅麴與血壓的調節

【本章研究重點摘要】

■ **動物試驗**：餵食紅麴山藥調節血壓效果皆比紅麴米為佳。無論是短期 24 小時或長期 8 週餵食紅麴山藥均有顯著降低其血壓功效。

1. 短效性（24 小時）紅麴山藥餵食 1 倍劑量（150 mg/kg）可降低收縮壓 17 mmHg 與舒張壓 20 mmHg，且持續至 8 小時後仍有效果。

2. 長效性（餵食 8 週）紅麴山藥顯著降低收縮壓 20 mmHg 與舒張壓 21 mmHg。

3. 血管壁進行染色，可見到餵食 Ankascin 568-R 或單一種黃色素 ankaflavin，均可使血管壁彈性蛋白之排列明顯較高血壓模式鼠更整齊，保持良好彈性，使用儀器測得之血壓也較低。

■ **人體臨床試驗**：攝食 Ankascin 568-R 經 8 週後分析檢驗結果顯示：

1. 收縮壓（SBP）由 141.6±12.0 mmHg 降到 133.9±14.4 mmHg（下降 6.7%）（P <0.05）；

2. 舒張壓（DBP）則由 91.7±8.1 mmHg 降至 84.8±7.4 mmHg（下降 8.7%）（P <0.05）。

第一節　高血壓概說

（一）高血壓的定義與分類

一般正常血壓為收縮壓低於 130 mmHg，舒張壓低於 85 mmHg，收縮血壓高於 140 mmHg，舒張血壓高於 90 mmHg 即為高血壓。

高血壓分為兩類：

- 原發性高血壓（essential hypertension），占全部高血患者 90% 左右，為遺傳性高血壓，罹患者無法根治，必須長期靠降壓物質控制血壓。

- 續發性高血壓（secondary hypertension），大多是由腎臟機能衰弱、內分泌失調、神經性疾病或懷孕所引起，病情隨症狀治療後即消失。

高血壓以及其相關疾病在國人十大死因中占了五項，包括中風、心臟病、糖尿病、腎炎以及高血壓。

高血壓初期除了血壓上升外，幾乎沒有任何症狀，故很容易因忽略而造成相關併發症，包括心臟肥厚、心臟衰竭、冠狀動脈硬化、腦中風、主動脈瘤、腎血管疾病、視網膜異常及失明等。故血壓的控制對於預防心血管疾病極為重要。

（二）血壓之調控

影響血壓變化的因子很多，正常人能維持適當血壓，主要是由以下機制影響：

- 荷爾蒙調節：腎素－血管收縮素系統（rennin-angiotensin system, RAS）。此為較長時間調節反應，作用時間可達

數小時甚至數日。

● 神經調節：經血管壁上的自律神經調節，自律神經又分為交感神經與副交感神經，分別造成血管的收縮與舒張。此為最快速的調節反應，可在數秒內就快速調節血壓。

● 血管平滑肌調節：血管平滑肌是保持血管柔軟的細胞，當細胞內外鈉、鉀和鈣離子濃度發生改變時，會影響血管壁收縮或舒張（Lucchesi et al., 1996）。

（三）降血壓藥物調節血壓之作用機制

目前可用的降血壓藥物作用機制有很多，如下列所示：

● 利尿劑：利尿劑可促進鈉、水排出以達降血壓效果。

● 腎上腺素抑制劑：腎上腺素抑制劑可降低交感神經活性，以降低血壓。

● 血管收縮素：血管收縮素分為兩大類，一為血管收縮素轉化酶抑制劑（angiotensin I converting enzyme inhibitor, ACEI），二為血管收縮素受體拮抗劑（angiotensin II receptor blocker）。

● 鈣離子通道拮抗劑：鈣離子通道拮抗劑可抑制平滑肌及心肌之鈣離子進入細胞，使血管平滑肌鬆弛，心臟收縮力降低。

● 血管擴張劑：血管擴張劑則可直接鬆弛血管平滑肌。

這些藥物因個人體質不同效果不一定相同，而且皆具有相當的副作用。

第二節　紅麴菌發酵產物之降血壓試驗研究

　　高血壓為國人近年來十大死亡原因之一，是心臟冠狀動脈疾病與腦血管病變最重要的危險因素。因此血壓的控制對於中老年人健康之維護是一重要的工作。

　　血壓是血流衝擊血管壁引起的一種壓力，當心臟收縮時血管內壓力較高，此時所測得的血壓稱為收縮壓（systolic blood pressure, SBP），心臟舒張時壓力較低，此時所得的血壓稱為舒張壓（diastolic blood pressure, DBP）。紅麴發酵產物含有降血壓功效物質 γ- 胺基丁酸（γ-aminobutyric acid, GABA），為抑制性神經傳導物質，可引起血管的擴張。

　　研究使用自發性高血壓大鼠（spontaneous hypertension rats, SHR）為模式老鼠，以非侵入式血壓機測量大鼠的尾脈搏（圖 33），分別餵食紅麴米與紅麴山藥，評估紅麴米與紅麴山藥在短效性（24 小時）與長效性（8 週）降血壓效果。

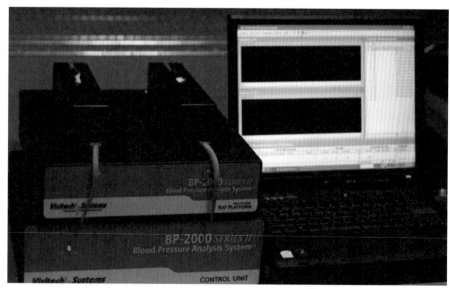

圖 33 動物血壓測量使用非侵入式血壓機測量大鼠的尾脈搏

　　試驗結果無論是在短效性或是長效性餵食紅麴山藥（此時尚未將紅麴山藥萃取並混成 Ankascin 568-R）效果皆比紅麴米為佳。在短效性紅麴山藥餵食 1 倍劑量（150 mg/kg）可降低收縮壓 17 mmHg 與舒張壓 20 mmHg，且持續至 8 小時後仍有效果（圖 34）；餵食 8 週後紅麴山藥顯著降低收縮壓 20 mmHg 與舒張壓 21 mmHg（p<0.05）（圖 35），無論是短期 24 小時或長期 8 週餵食紅麴山藥均有顯著降低血壓之功效。

　　在生化值檢測方面，紅麴山藥不會造成肝、腎代謝負擔，並未顯著造成麩胺酸苯醋酸轉胺酶（aspartate aminotransferase, AST）及丙胺酸胺基轉移酶（alanine aminotransferase, ALT）濃度上升，且也未造成肌肉、心律影響及體內電解質不平衡。

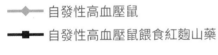

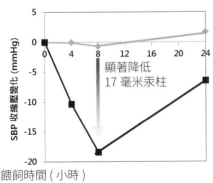
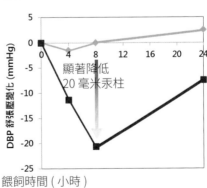

圖 34 單次使用紅麴山藥即具有降低高血壓症狀（收縮壓與舒張壓各降 17 與 20 mmHg）之效果
資料來源：Appl. Microbiol. Biotechnol. (2012) 94: 1151-1161.

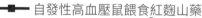

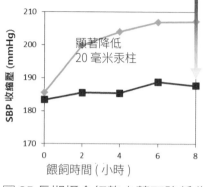
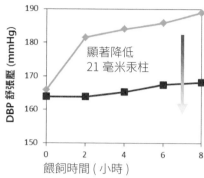

圖 35 長期攝食紅麴山藥可降低收縮壓及舒張壓 （收縮壓與舒張壓各降 20 與 21 mmHg）
資料來源：Appl. Microbiol. Biotechnol. (2012) 94: 1151-1161.

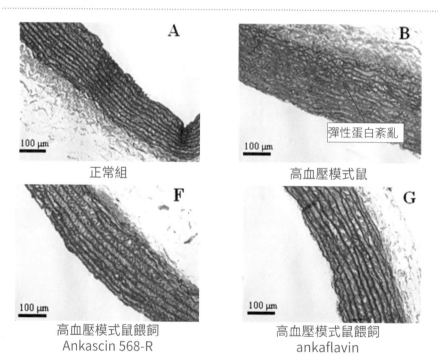

圖 36 攝食 Ankascin 568-R 或 ankaflavin 可使血管壁彈性蛋白排列較整齊使血壓降低
資料來源：J. Agri. Food Chem. (2009) 57: 5035-5041.

將實驗鼠犧牲後，取下其血管壁進行染色，可見到正常組血管壁之彈性蛋白排列非常整齊而具有彈性，故可以維持正常血壓。高血壓模式鼠其彈性蛋白排列紊亂，可測得較高之血壓。如果餵食 Ankascin 568-R 或單一種黃色素 ankaflavin，則可見到彈性蛋白排列類似正常組，明顯較高血壓模式鼠更整齊，使用儀器測得之血壓也較低（圖 36）。

第三節　Ankascin 568-R 調節血壓人體臨床試驗

當血管被血栓阻塞，血液不易在血管內流通，為了讓組織得到足夠養分，就必須以更大壓力（即血壓）來運送養分，故高血壓常與高膽固醇同時發生。以 Ankascin 568-R 進行之人體臨床試驗（IRB 許可字號：TCHIRB No. 1001013），收案標準為年齡 20 至 65 歲；招募 21 名原發性高血壓患者，其收縮壓（SBP）或舒張壓（DBP）在 130-179 或 85-109 mmHg 範圍內。

將此 21 名患者隨機分配在安慰劑組（n=10）和實驗組（服用 Ankascin 568-R 膠囊）（n=11）。服用劑量為每日服用一顆膠囊（550 毫克）含 110 毫克 Ankascin 568-R，其有效成分為 3 毫克 monascin 及 1.5 毫克 ankaflavin。血壓測量在 8 週試驗期間內每 2 週測量一次。經 8 週後分析檢驗結果顯示：收縮壓（SBP）由原來 141.6±12.0 mmHg 降到 133.9±14.4 mmHg（下降 6.7%）（P <0.05）；而舒張壓（DBP）則由 91.7±8.1 mmHg 降至 84.8±7.4 mmHg（下降 8.7%）（P <0.05）（圖 37）。

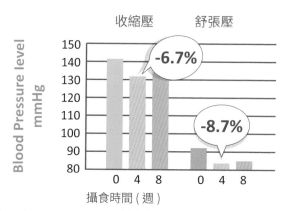

圖 37 攝食 Ankascin 568-R 可降低人體收縮壓與舒張壓各 6.7% 與 8.7%
資料來源：Chinese Journal of Physiology (2017) 60: 158-165.

　　茲將紅麴黃色發酵產物 Ankascin 568-R 所進行調節血糖、血脂與血壓人體臨床試驗之詳細資料整理如表 11。

表 11 紅麴黃色發酵產物 Ankascin 568-R 所進行之調節血糖、血脂與血壓人體臨床試驗之許可字號、試驗時間與執行單位

人體臨床試驗名稱	臨床試驗（IRB）許可字號	臨床試驗時間	執行單位
紅麴 Ankascin 568-R 產品調節血糖人體臨床試驗	CHMUH No. CS12120	2012年 11月至 2014 年 11月	中山醫學大學附設醫院
紅麴 Ankascin 568-R 產品調節血脂人體臨床試驗	CHMUH No. CS12121	2012年 11月至 2014年 11月	中山醫學大學附設醫院
紅麴 Ankascin 568-R 產品調節血壓人體臨床試驗	TCHIRB No. 1001013	2012年 1月至 2013年 7月	台北聯合醫院忠孝院區

| 第五章 |

紅麴與肥胖的改善

【本章研究重點摘要】

■ **體外細胞試驗：**紅麴黃色素 monascin 與 ankaflavin 皆具有抑制 3T3-L1 前脂肪細胞增生之效果，使得油紅 O 染色所呈現紅色減弱。

1. 於高劑量（1 µg/mL）作用 48 小時後，monascin 與 ankaflavin 抑制率分別為 72.1% 及 41.6%；

2. 於低劑量（0.125 µg/mL）作用 48 小時後，抑制率則分別為 26.7% 及 36.0%。

■ **體內動物試驗：**各別餵飼紅麴發酵產物 Ankascin 568-R 之組成物 monascin 與 ankaflavin 共 8 週後，發現：

1. 體重增加、腎臟周圍脂肪墊總重、副睪周圍脂肪墊總重均顯著減少。

2. 細胞平均截面積均顯著減少，但細胞數目無顯著變化。

3. Monascin 與 ankaflavin 之所以能夠減肥，係其能使堆積之脂肪產生脂解作用，使脂肪分解變成三酸甘油酯。

第一節　肥胖已成為全球嚴重疾病

依世界衛生組織（World Health Organization, WHO）定義，身體質量指數（body mass index, BMI）值超過 25 為過重，超過 30 者為肥胖。衛生福利部針對亞洲人體型對此數據稍做修正，BMI 值超過 24 為過重，超過 27 者為肥胖。

然而 BMI 值僅為一參考指標，近來統計顯示，BMI 值超過 21 者已有罹患心血管疾病之風險。而根據衛生福利部的統計，臺灣地區成年人肥胖的盛行率，男性為 24.8%，女性為 25.5%。

隨著工業化及全球化的發展，社會型態的改變，糧食不足對於某些國家來說已不成問題，反而是飲食過度精緻、速食化而導致的肥胖人口增加，如流行病一樣在已開發與開發中的國家蔓延（Shoelson et al., 2007）。

根據 WHO 的統計，肥胖人口從 1980 年後就以兩倍的速率增加，直至 2008 年，已有 1.5 億 20 歲以上的成年人有過重及 200 多萬人有肥胖的情形，肥胖的人口只增不減，並有年齡層往下的趨勢，直至 2010 年，已約有 43 萬 5 歲以下孩童有過重的情形。而 WHO 預估到西元 2025 年全球會有 25 億人口有過重問題，8 億人口則為肥胖。故肥胖已成為全球關注的重要議題之一。

造成肥胖的原因有很多種，可粗分為先天性與後天性，當今肥胖的人口數大多以後天性所造成的肥胖為主，許多專家對此方面之治療與改善方式也應運而生。先天性肥胖主要跟人體本身帶有的遺傳基因有關，單對或雙對與代謝相關之基因缺陷或失活，進而造成肥胖；而後天性肥胖則主要和人們的生活型態、飲食習慣、疾病及用藥等有關。然而不管是先天性或後天性之肥胖，促使肥胖產生最根本的原因就是體內能量代謝之失衡。

　　肥胖為最近世界各國在健康上最嚴重的問題，因為隨著體重增加，三高（高血脂、高血壓與高血糖）隨之而來，尤其在人們外食機會增加、運動量不斷減少下，肥胖乃隨之而來。由法新社報導資料得知：全球肥胖人口比率，不論是男性或女性，均快速增加。身體質量指數大於 30 的肥胖人口 1975 年、2014 年的實際統計值以及 2025 年的預測值，曲線之斜率均很陡（如圖38），預計 2025 年全球肥胖人數將達 11 億人。如何減重是全世界衛生健康單位極度關心之議題。

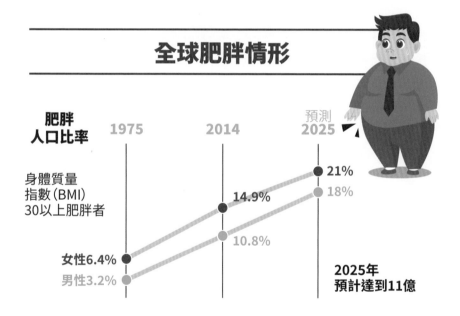

圖 38 全球肥胖人口比率變化圖

根據《刺胳針》期刊針對 1975 年至 2014 年全球成人 BMI 趨勢之分析，2014 年估計有 6.41 億肥胖人口，比 1975 年高出許多，並預測到 2025 年，肥胖人口將達 11 億。

資料來源：法新社

第二節　紅麴菌發酵產物之減肥試驗研究

　　肥胖是導致心血管疾病與糖尿病之危險因子，乃利用體外細胞實驗及活體動物實驗評估紅麴黃色素 monascin (MS) 及 ankaflavin (AK) 對體脂肪生成之影響。

　　體外模式以 3T3-L1 前脂肪細胞株作為試驗材料，探討 MS 及 AK 對前脂肪細胞增生、分化之影響，並分析成熟脂肪細胞脂解作用（lipolysis）及脂蛋白脂解酶（lipoprotein lipase, LPL）活性之變化。

　　體內評估部分則以雄性 Wistar 大白鼠作為試驗動物，研究中同時餵食高油脂飼料與紅麴發酵產物，飼養 6 週後，利用各項評估指標判定其減少體脂肪生成之效果。

第三節　體外細胞試驗

　　3T3-L1 前脂肪細胞中如堆積脂肪，以油紅 O（oil red O）染色時，三酸甘油酯油滴會被染成紅色。細胞實驗結果顯示：MS 與 AK 皆具有抑制 3T3-L1 前脂肪細胞增生之效果，使得油紅 O 染色所呈現紅色減弱。於高劑量（1 μg/mL）作用 48 小時後 MS 與 AK 抑制率分別為 72.1% 及 41.6%；於低劑量（0.125 μg/mL）作用 48 小時後抑制率則分別為 26.7% 及 36.0%（圖 39）。

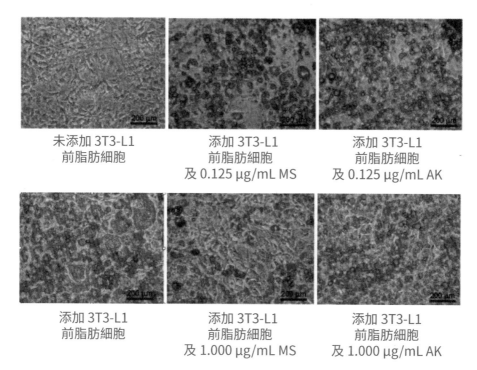

未添加 3T3-L1 前脂肪細胞	添加 3T3-L1 前脂肪細胞 及 0.125 μg/mL MS	添加 3T3-L1 前脂肪細胞 及 0.125 μg/mL AK
添加 3T3-L1 前脂肪細胞	添加 3T3-L1 前脂肪細胞 及 1.000 μg/mL MS	添加 3T3-L1 前脂肪細胞 及 1.000 μg/mL AK

圖 39 誘導分化第九天對 3T3-L1 前脂肪細胞進行油紅 O 染色，三酸甘油酯油滴會呈現紅色，MS 與 AK 皆能減少 3T3-L1 前脂肪細胞中累積之油滴

資料來源：J. Agric. Food Chem. (2010) 58: 12703-12709.

第四節　體內動物試驗

在動物試驗中除了體重以外，腎臟周圍脂肪墊總重與副睪周圍脂肪墊總重亦為衛生福利部在肥胖評估上所建議量測之指標。故動物試驗常以雄性老鼠進行（因雌鼠有動情期會影響體重等），而常量測此三種重量。

為探討紅麴發酵產物 Ankascin 568-R 對高脂肪飲食誘導之肥胖模式老鼠肥胖的改善效果，以含 26.7% 奶油粉（butter powder）之飼料誘導肥胖鼠，在餵飼紅麴發酵產物 Ankascin 568-R 之組成物 MS 與 AK 共 8 週後，發現體重增加、腎臟周圍脂肪墊總重與副睪周圍脂肪墊總重均顯著減少（表 12）（J. Agric. Food Chem. (2013) 61: 1493-1500.）。

表 12 Monascin 與 ankaflavin 可以使雄性 Wistar 大鼠脂肪總重、腎臟周圍脂肪墊總重與副睪周圍脂肪墊總重均顯著減少

組別	脂肪總重（g）	腎臟周圍脂肪墊總重（g）	副睪周圍脂肪墊總重（g）
控制組	13.7 ± 3.3	7.5 ± 1.8	6.4 ± 1.5
高脂飲食組	25.7 ± 5.5	14.9 ± 3.0	11.0 ± 2.5
Monascin 組	13.1 ± 2.4	7.1 ± 1.5	5.8 ± 0.9
Ankaflavin 組	14.7 ± 3.6	8.4 ± 2.5	6.3 ± 1.5

資料來源：J. Agric. Food Chem. (2013) 61: 1493-1500.

由以上結果得知此三項指標均有明顯改善效果，更進一步研究以細胞模式探討其改善肥胖之機制。以 4 µg/mL 之 MS 與 AK 分別處理 3T3-L1 前脂肪細胞，發現 MS 與 AK 對成熟脂肪細胞其

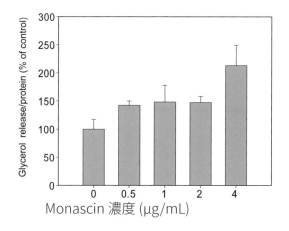

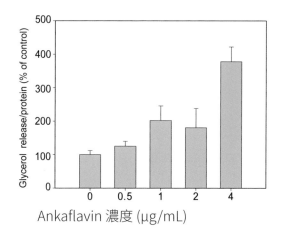

圖 40 MS 及 AK 對成熟前脂肪細胞脂解作用影響
資料來源：J. Agric. Food Chem. (2010) 58: 12703-12709.

脂解活性增加，將脂肪分解而使細胞中三酸甘油酯含量顯著減少。

由以上動物試驗確認紅麴發酵產物抗肥胖效果，來自脂解活性增加與降低食慾。脂肪分解所釋放出來的三酸甘油酯，AK（增加 278.3%）比 MS（增加 113.2%）更有效（圖 40）。此結果說明 MS 與 AK 之所以能夠減肥，係其能使堆積之脂肪產生脂解作用，使脂肪分解變成三酸甘油酯。

一般認為肥胖原因可能是脂肪細胞變大，或是脂肪細胞數目

變多。為確認其機轉，乃進行腎臟周圍脂肪組織與副睪周圍脂肪組織之重量、脂肪細胞截面積與脂肪數目之測定，結果如表 13 與表 14 所示。由表 13 與表 14 得知：餵食紅麴發酵產物組其腎臟周圍脂肪組織與副睪周圍脂肪組織之重量及細胞平均截面積皆呈顯著下降，但細胞數目無顯著變化。

表 13 餵食紅麴發酵產物對高油脂飲食之雄性 Wistar 大鼠腎臟周圍脂肪組織之影響

	腎臟周圍脂肪組織重量 (g)	細胞截面積 (μm^2)	細胞數目 (x 10^6/g 組織)	細胞數目 (x 10^6/ 總組織)
控制組	7.01 ±1.99***	5108.2 ±1153.8**	2.44 ±1.12	16.80±7.92
高油脂飲食組	13.21 ±3.94	7527.5 ±1708.3	1.70 ±0.72	21.65±8.45
高油脂及紅麴組	8.12 ±2.03***	5361.8 ±1289.6**	2.57 ±1.17	20.26±7.90

* 註： $p < 0.05$, ** $p < 0.01$, *** $p < 0.001$：顯著不同於高油脂飲食組
資料來源：Int. J. Obes. (2008) 32: 1694-1704.

表 14 餵食紅麴發酵產物對高油脂飲食之雄性 Wistar 大鼠副睪周圍脂肪組織之影響

	副睪周圍脂肪組織重量 (g)	細胞截面積 (μm^2)	細胞數目 (x 10^6/g 組織)	細胞數目 (x 10^6/ 總組織)
控制組	7.69 ±1.37***	3812.1 ±567.5***	3.85 ±0.82*	28.99 ±5.01
高油脂飲食組	11.89 ±2.94	5209.6 ±747.7	2.67 ±0.43	31.14 ±6.65
高油脂及紅麴組	8.76 ±2.19*	4021.5 ±206.8***	3.40 ±0.71	30.67 ±11.21

* 註：$p < 0.05$, ** $p < 0.01$, *** $p < 0.001$ ：顯著不同於高油脂飲食組
資料來源：Int. J. Obes. (2008) 32: 1694-1704.

紅麴發酵產物抗肥胖效果之成果於 2012 年 9 月 26 日獲得中國「一種可對抗體脂肪形成的紅麴生成成分組合物及其製造方法」之專利（圖 41）。

由於紅麴在改善代謝症候群之研究，先後發表近 50 篇研究論文，應《食品與機能》（Food & Function）學術期刊編輯委員邀稿，撰寫＜ monascin 與 ankaflavin 減緩代謝症候群—透視紅麴機能性食品＞綜述（review）文章，於 2017 年發表於該期刊（Food & Funct (2017) 8: 2102-2109.）。

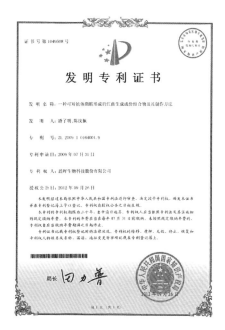

圖 41 「一種可對抗體脂肪形成的紅麴生成成分組合物及其製造方法」之紅麴專利

| 第六章 |

紅麴與運動疲勞的改善

【本章研究重點摘要】

以紅麴菌株 *Monascus purpureus* NTU 568 所生產紅麴米餵食老鼠 28 天後進行游泳試驗，結果顯示：

1. 老鼠之游泳時間顯著比控制組增加了 33.59%-65.90%；
2. 運動後乳酸值的上升比率（疲勞會產生乳酸）顯著減少；
3. 血糖一般在運動後會因運動之消耗而下降，攝食紅麴可降低血糖下降量；
4. 運動後因蛋白質代謝成尿素故尿素氮含量會增加，攝食紅麴確實可降低尿素氮含量之增加。
5. 總結：紅麴能平衡血糖代謝，減少在運動中消耗的血糖含量，且減少乳酸生成，延長老鼠在運動過程中的耐力。

第一節 抗運動疲勞概說

運動疲勞係指體能表現（physical performance）失去原正常水準的狀態，主要與肌肉組織損傷及肌肉細胞中能源儲存量短缺有關；其他因素，例如肌肉組織內衰老細胞數量變化也能影響體能表現與疲勞。

運動疲勞恢復時間的長短可因運動類型之不同與受試產品介入的方式而產生差異；受試產品介入後，如確實能增強體能或加速運動後體能的恢復，同時降低運動或疲勞發生後恢復期的生理壓力與肌肉組織損傷、提高運動後肌肉組織能源儲存恢復的速度，即可作為健康食品具有抗運動疲勞功效的佐證。

運動可就肌肉收縮方式被區分以下兩種類型：

● **向心性肌肉收縮**（concentric muscle contraction）：向心性肌肉收縮為主的運動類型包括平地跑步、上坡跑步、游泳及腳踏車等耐力運動；

● **離心性肌肉收縮**（eccentric muscle contraction）：離心性肌肉收縮為主的運動類型如重量訓練（weight training）等阻力運動（resistance exercise）。

兩類型的肌肉運動方式均會造成疲勞現象，但造成肌肉損傷與發炎的差異程度不同，因此恢復速度亦有差異。

衛生福利部健康食品評估方法提及：以向心性肌肉收縮為主的耐力運動類型，通常疲勞的產生與肌肉細胞中能源儲存量消耗及氧化傷害所導致細胞功能逐漸下降有關；離心性肌肉收縮為主的阻力運動類型，不僅快速消耗肌肉細胞中能源儲存量，機械張力（mechanical tension）也容易造成肌肉損傷引起組織發炎，

使肌肉在運動後 48 小時組織修護的過程中明顯感受到疲勞酸痛感,產生所謂的延遲性肌肉酸痛,肌力與關節活動度均可能下降。因此,此兩類運動類型的抗運動疲勞評估應採用不同的研究設計。

第二節　以游泳試驗測試紅麴之抗運動疲勞效果

由於執行此試驗時,尚未設計紅麴發酵產品 Ankascin 568-R,乃以紅麴菌株 *Monascus purpureus* NTU 568 所生產紅麴米餵食 16 週齡雄 Wistar 老鼠 28 天後進行游泳試驗,結果高劑量（5 g/kg 體重）組與低劑量（1 g/kg 體重）組老鼠之游泳時間顯著比控制組各增加了 65.90% 及 33.59%（表 15）。

表 15 紅麴攝食量與老鼠游泳時間之比較表

組別	體重（g）		游泳時間（分鐘）	游泳時間增加（%）
	試驗前	試驗後		
控制組（未攝食紅麴）	427.3±30.1[a]	491.4±33.4[a]	78.0±6.4[a]	-
低劑量紅麴組（1 g/kg 體重）	421.1±32.9[a]	477.1±41.2[a]	104.2±9.6[b]	33.59
高劑量紅麴組（5 g/kg 體重）	435.2±33.3[a]	486.2±40.3[a]	129.4±10.9[c]	65.90

註：所有數值皆以平均值 ± 標準差表示之,數據統計使用 Duncan's test 檢定法,不同上標字母表示與控制組比較具顯著差異（$p < 0.05$）。

資料來源：Appl. Microb. & Biotech. (2007) 70: 247-253.

血乳酸是醣在無氧條件下酵解的產物,醣酵解是短時間激烈運動的主要能源,血乳酸與負荷強度關係密切,故血乳酸是判斷

運動強度或疲勞程度的重要指標之一，也是代表運動後疲勞程度與恢復的情形。攝食紅麴與否老鼠游泳後血液中乳酸與血糖之濃度示如表16。

表 16 紅麴攝食量與老鼠游泳後血液中乳酸與血糖之濃度比較

組別	乳酸 (mg/dL)		血糖 (mg/dL)	
	游泳前	游泳後（變化 %）	游泳前	游泳後（變化 %）
控制組（未攝食紅麴）	29.52 ± 1.44[a]	45.00±0.90[a] (+52.44%)	124.00 ± 13.08[a]	76.67±8.08[a] (-38.17%)
低劑量紅麴組（1 g/kg 體重）	27.72 ± 0.99[a]	31.41±1.80[b] (+13.31%)	120.33 ± 4.62[a]	111.33±8.50[b] (-7.48%)
高劑量紅麴組（5 g/kg 體重）	27.63 ± 1.17[a]	28.89±1.62[c] (+4.56%)	121.33 ± 10.50[a]	117.67±11.06[b] (-3.02%)

註：所有數值皆以平均值 ± 標準差表示之，數據統計使用 Duncan's test 檢定法，不同上標字母表示與控制組比較具顯著差異 ($p < 0.05$)。

資料來源：Appl. Microb. & Biotech. (2007) 70: 247-253.

　　在游泳前控制組之乳酸值為 29.52±1.44 mg/dL、低劑量組為 27.72±0.99 mg/dL 而高劑量組為 27.63±1.17 mg/dL，控制組與低或高劑量組間並無顯著性的差異（$p > 0.05$）。游泳後之乳酸值分別為控制組 45.00±0.90 mg/dL、低劑量組 31.41±1.80 mg/dL、高劑量組 28.89±1.62 mg/dL。由運動後乳酸值的上升比率（控制組 52.44%、低劑量組 13.31%、高劑量組 4.56%，低劑量組與高劑量組顯著比控制組下降 39.13% 及 47.88%）得知，實驗組確實具有減緩及降低因運動後所產生乳酸之能力（表16）。

　　血糖一般在運動後會因運動之消耗而下降，低劑量組與高劑量組下降之百分比（7.48% 與 3.02%）顯著比控制組的 38.17% 少得多（表 16）。

　　攝食紅麴與否，老鼠游泳後尿態氮與紅血球數目之比較則示如表 17。由數據得知：運動後高劑量組之尿素氮含量為 20.53±1.90，低劑量組組為 20.33±0.83，均低於控制組的 21.87±0.75 mg/dL，其與運動前比較，攝食紅麴組之增加百分比，均較未攝食紅麴之對照組來得低（表 17）。

　　高劑量組之血紅蛋白含量為 13.28±0.35 mg/dL，低劑量組為 13.70±0.55 mg/dL 均低於控制組的 14.20±0.21 mg/dL（表 17）。

　　以上結果顯示紅麴能平衡血糖代謝，減少在運動中消耗的血糖含量，且減少乳酸生成，延長老鼠在運動過程中的耐力。

表 17 紅麴攝食量與老鼠游泳後尿態氮與紅血球數之比較

組別	尿態氮（mg/dL）		紅血球（g/dL）	
	游泳前	游泳後（變化 %）	游泳前	游泳後（變化 %）
控制組（未攝食紅麴）	16.37 ± 1.02[a]	21.87±0.75[a] (+33.6%)	15.80 ± 0.55[a]	14.20±0.21[a] (-10.1%)
低劑量紅麴組（1 g/kg 體重）	17.26 ± 0.81[ab]	20.33±0.83[b] (+17.8%)	15.64 ± 0.34[a]	13.70±0.55[ab] (-12.4%)
高劑量紅麴組（5 g/kg 體重）	17.74 ± 0.91[b]	20.53±1.09[b] (+15.7%)	15.31 ± 0.38[a]	13.28±0.35[b] (-13.3%)

註：所有數值皆以平均值 ± 標準差表示之，數據統計使用 Duncan's test 檢定法，不同上標字母表示與控制組比較具顯著差異（p < 0.05）。

資料來源：Appl. Microb. & Biotech. (2007) 70: 247-253.

由以上老鼠游泳時間、游泳前後血液中乳酸與血糖之濃度與尿態氮與紅血球數目變化，可以得知：紅麴確實有減緩由於游泳所引發之疲勞現象。

| 第七章 |

紅麴與阿茲海默症
學習記憶能力的改善

【本章研究重點摘要】

■ **動物試驗：**以輸注類澱粉樣蛋白誘導阿茲海默症模式鼠，攝食紅麴後對學習記憶能力之改善效果如下：

1. 被動迴避試驗改善 51.5%；
2. 水迷宮之參考記憶試驗改善 11.6%；
3. 水迷宮之空間性探測試驗改善 20.8%；
4. 水迷宮之工作記憶試驗改善 14.0%；
5. 海馬迴沉積類澱粉蛋白量也顯著降低。

■ **其他模式鼠之試驗：**除上述以輸注類澱粉樣蛋白誘導阿茲海默症模式鼠外，也使用下列模式進行試驗：

1. 鋁誘導模式
2. 線蟲模式
3. 基因轉殖阿茲海默模式鼠

連同輸注類澱粉樣蛋白共 4 種模式鼠，探討紅麴發酵產物對阿茲海默模式鼠學習記憶能力之改善能力，所得結果均極為一致。

■ **人體臨床試驗**：針對老人安養中心之阿茲海默症患者進行小型臨床試驗，發現：

1. 簡易智能量表改善 7.23%；
2. 痛苦指標改善 6.67%；
3. 感情行為指標改善 11.5%；
4. 血清總膽固醇改善 13.7%；
5. 低密度脂蛋白膽固醇改善 20.7%。

以上數據證實對阿茲海默症確實有改善效果。

第一節　樂齡社會與失智症

失智症影響全球 3600 萬人，約 10% 的人在有生之年會發病。失智症的發生與年齡息息相關，各年齡層人口得失智症之百分比如下：65 至 74 歲約 3%；75 至 84 歲則為 19%；超過 85 歲則約高達 50%。失智症於 2010 年造成約 48 萬 6 千人死亡。隨著老年人口逐漸增加，失智症也變得越來越常見。失智症是世界上最常見的老人失能原因，在美國每年會造成 6,040 億美元的經濟損失。

老人失智症中占最大比率者為阿茲海默症，約占 6 至 7 成。阿茲海默症是一種病因未明的原發性退行性腦變性疾病。多發生於老年期，病程緩慢且不可逆，臨床上以智能損害為主。

以前將阿茲海默症與帕金森氏症等老人容易得到的病症稱為老人痴呆症，但因有歧視老人之意，故現在多改稱老人失智症。

第二節　代謝症候群與失智症

　　代謝症候群與失智症也有密切關係，根據在芬蘭於 1964 至 1973 年，對 10,000 個中年人所進行的 30 年健康狀況追蹤調查，發現退化性失智症（阿茲海默症）與血管性失智症均與高膽固醇有關（如表 18 所示）。故如能妥善控制血脂、血糖、血壓與肥胖，則可降低老人失智症之發生。

表 18 阿茲海默症、血管性失智症罹患率與總膽固醇之關係

總膽固醇 200~239 mg/dL	總膽固醇 >240 mg/dL
阿茲海默症罹患率增加為 1.23 倍	阿茲海默症罹患率增加為 1.57 倍
血管性失智症罹患率增加為 1.26 倍	血管性失智症罹患率增加為 1.50 倍

資料來源：Cogn. Disord. (2009) 28: 75-80.

第三節　類澱粉樣蛋白輸注誘導阿茲海默模式鼠

（J. Neurosci. Rese. (2007) 85: 3171-3182.）

　　由於輸注類澱粉樣蛋白誘導阿茲海默症模式鼠最為困難，也較不容易得知其方法與技術，特在此詳述以與讀者分享。

　　首先須將大鼠腦部進行定位，即將大鼠置於動物立體定位儀上（示如圖 42 之 1），接著於頭蓋骨位置劃開外皮（圖 42 之 2）並挖除頭蓋骨之硬殼膜（圖 42 之 3）。當頭蓋骨全部裸露後，依照解剖圖指示尋找頭蓋骨上之 bregma 部位（即前囟、為顱骨冠狀縫與矢狀縫會合處）（圖 42 之 4）。以定位儀定出 bregma 之座標（圖 42 之 5）即是以 bregma 為原點，進行側腦室定位：縱軸 0.8 mm，橫軸 1.4 mm，深度 4.0 mm（圖 42 之 6）。接著將滲透壓式迷你馬達完成組裝（編號 2004, Durect Co., Cupertino, CA, USA，包括迷

你馬達、塑膠管與輸注頭），將類澱粉樣蛋白裝於膠囊樣馬達中，馬達連接塑膠管，可將其內所含類澱粉樣蛋白以滲透方式送至輸注頭，此輸注頭末端需插入深度 4.0 mm 之側腦室位置，即為海馬迴組織處（圖 42 之 7），將迷你馬達黏合於頭蓋骨上，而將整個設備塞至頸上部之皮下（圖 42 之 8）並將開刀之傷口縫合。當手術完成後，須將老鼠保溫，並觀察傷口癒合情形是否良好（圖 42 之 9 與 10）。

此試驗使用之老鼠每隻約 400 元，但此迷你馬達組售價約 2,500 元，且為一次性器材，無法回收重複使用，故此試驗所需成本甚高。每個實驗組如需 10 隻老鼠，一般一次動物試驗約需 6 組至 10 組（控制組、阿茲海默症模式組、正控制組、5 倍劑量組、1 倍劑量組與 0.5 倍劑量組等 6 組為最基本組），單單老鼠與迷你馬達材料費即約 30 萬元，再加上輸注之類澱粉樣蛋白價格亦不便宜，犧牲後之生化分析試劑與水迷宮設備（包括分析之電腦軟體）均要價不斐。一次完整試驗費用高達 200 至 300 萬。

我們除了使用上述類澱粉樣蛋白輸注法誘導阿茲海默模式鼠外，也使用鋁誘導模式、線蟲模式以及基因轉殖阿茲海默模式鼠，共 4 種模式鼠探討紅麴發酵產物對阿茲海默模式鼠學習記憶能力之改善能力，所得結果均極為一致，茲將上述 4 篇研究報告發表學術論文列示於後，以供參考：

1. J. Neurosci. Rese. (2007) 85: 3171-3182. (Aß diffusion model)
2. J. Fun. Food (2016) 21: 167-177. (Al-induced AD model)
3. J. Agri. Food Chem. (2016) 64: 7114-7120. (*Caenorhabditis elegans* [線蟲] model)
4. Fermentation (2022) 8: 193. (Transgenic J20 mouse model of Alzheimer's Disease)

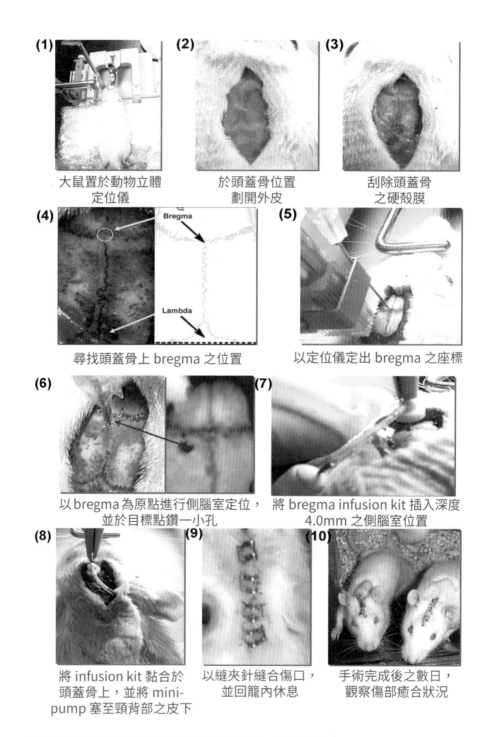

(1) 大鼠置於動物立體
定位儀

(2) 於頭蓋骨位置
劃開外皮

(3) 刮除頭蓋骨
之硬殼膜

(4) 尋找頭蓋骨上 bregma 之位置

(5) 以定位儀定出 bregma 之座標

(6) 以 bregma 為原點進行側腦室定位，
並於目標點鑽一小孔

(7) 將 bregma infusion kit 插入深度
4.0mm 之側腦室位置

(8) 將 infusion kit 黏合於
頭蓋骨上，並將 mini-
pump 塞至頸背部之皮下

(9) 以縫夾針縫合傷口，
並回籠內休息

(10) 手術完成後之數日，
觀察傷部癒合狀況

圖 42 以類澱粉蛋白輸注誘導阿茲海默症模式鼠

第四節　Ankascin 568-R 改善阿茲海默症學習記憶能力之動物評估試驗

　　以各類方法誘導得到模式鼠後，餵飼紅麴發酵產物 Ankascin 568-R，再以明暗室設備進行被動迴避試驗；而以水迷宮進行參考記憶試驗、空間性探測試驗與工作記憶試驗，以評估行為試驗之學習記憶能力的改善效果。(詳細步驟及實施方法請參閱原發表文獻：J. Neurosci. Rese. (2007) 85: 3171-3182.)

　　所有上述行為試驗完成後，將大鼠之海馬迴組織取出，以免疫染色法測定堆積於海馬迴組織之類澱粉樣蛋白的量，其量越少表示改善效果越好。茲將以輸注類澱粉樣蛋白誘導阿茲海默症模式鼠進行之紅麴發酵產物改善效果列示如表 19，而各組實驗動物海馬迴組織免疫染色圖則如圖 43 所示。由圖得知餵飼紅麴發酵產物可顯著改善海馬迴組織堆積之類澱粉樣蛋白（染成棕褐色）堆積。

表 19 Ankascin 568-R 改善以輸注類澱粉樣蛋白誘導阿茲海默症模式鼠學習記憶能力之試驗結果

被動迴避試驗	水迷宮之參考記憶試驗	水迷宮之空間性探測試驗	水迷宮之工作記憶試驗	海馬迴沉積類澱粉蛋白量
改善 51.5%	改善 11.6%	改善 20.8%	改善 14.0%	顯著降低

資料來源：J. Fun. Food (2015) 18: 387-399.

100X   400X

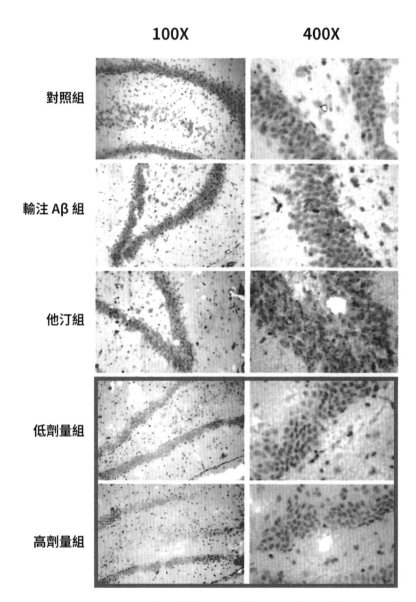

對照組

輸注 Aβ 組

他汀組

低劑量組

高劑量組

圖 43 Ankascin 568-R 低劑量組與高劑量組顯著降低海馬迴組織中引發
　　　阿茲海默症之類澱粉樣蛋白（免疫染色後呈棕褐色）量
資料來源：J Neurosci. Rese. (2007) 85: 3171-3182.

第五節　Ankascin 568-R 改善阿茲海默症學習記憶能力之人體臨床試驗

　　為證實紅麴發酵產物對阿茲海默症患者學習記憶能力之改善效果，乃於健順安養中心進行一小規模人體臨床試驗。試驗係將阿茲海默症長者分成安慰劑組與服用 Ankascin 568-R 組。服用之安慰劑或 Ankascin 568-R 膠囊劑量為每天 2 公克。試驗期間為服用安慰劑或 Ankascin 568-R 膠囊 9 個月後兩組互換，服用相同劑量再進行 9 個月，整個試驗共進行 18 個月。此期間每個月進行痛苦指標（The Distress Scale）與感情行為指標（The Emotional Behavior Scale）測量，每 3 個月進行簡易智能量表（The Mini–Mental Status Examination, MMSE）測定，每 9 個月做血清脂質分析，包括血清總膽固醇與低密度脂蛋白膽固醇。

　　試驗結果如表 20 所示。簡易智能量表、痛苦指標與感情行為指標為失智症記憶學習能力常檢測者，由表 20 結果得知紅麴發酵產物對阿茲海默症患者學習記憶能力之改善效果極為良好。

表 20 Ankascin 568-R 改善阿茲海默症學習記憶能力之人體臨床試驗結果

簡易 智能量表	痛苦 指標	感情行為 指標	血清 總膽固醇	低密度脂 蛋白膽固醇
改善 7.23%	改善 6.67%	改善 11.5%	改善 13.7%	改善 20.7%

| 第八章 |

紅麴與帕金森氏症
症狀的改善

【本章研究重點摘要】

■ 細胞試驗：

1. 模式細胞：未分化的 PC-12 大鼠嗜鉻性瘤細胞（pheochromocytoma），以含有 100 ng/mL 神經生長因子的 RPMI 1640 培養基來培養 6 天，每 2 天更換一次培養基，使未分化之 PC-12 細胞分化為類神經細胞。以此為試驗之帕金森氏症模式細胞。

2. 紅麴發酵產物中之 dimerumic acid (DMA) 與 deferricoprogen (DFC) 能使上述模式細胞凋亡數減少，達到保護神經細胞之作用。

■ 動物試驗：

1. 帕金森氏症模式模式鼠之誘導：6-OHDA 為神經毒，是自然界中多巴胺神經傳遞物質的羥基類似物，以此藥物誘導動物模式。

2. 餵食紅麴酒精萃取物 5.5 或 11.0 mg/kg 可改善藥物誘導帕金森氏症模式大鼠之運動障礙，並降低腦中黑質緻密處多巴胺神經元之衰退。

第一節　帕金森氏症概說

　　帕金森氏症為一種常見的神經退化性疾病，此病症通常發生於 50 至 60 歲，在美國平均發病年齡為 61.6 歲，人口統計發生率每 10 萬人口約有 10.9 人，但年齡超過 50 歲發生率為每 10 萬人口 49.7 人（Neurology (1999) 52: 1214-1220）。根據 Tanner 和 Ben 的統計， 80 歲以上的族群，每 10 萬人口則有 1000 至 3000 人（Adv. Neur. (1999) 80: 153-159）。帕金森氏症的發病率隨著年齡增長而增加。

　　Chia 和 Liu 指出帕金森氏症在臺灣平均發病年齡為 57 歲，發生帕金森氏症的性別比例男性多於女性（臺灣約 2.4：1、西方人 1.5：1)、家族發生率極低（臺灣人約 2%、西方人 1%）、各種族發生率相似、與血型無關（Neuroepidemiology (1992) 11: 113-120.）。Chen 等人則提出臺灣帕金森氏症在年齡 40 歲以上為每 10 萬人口 357.9 人。追蹤 7 年後帕金森症患者的死亡率高達 40%，為非帕金森氏症患者之 3.4 倍，死亡原因主要是因為心臟及肺臟的疾病，且提出支持帕金森氏症的病因學及環境因子扮演著比種族差異重要的角色（Neurology (2001) 57: 1679-1686）。

第二節　帕金森氏症之治療

　　帕金森氏症乃因神經傳導物質多巴胺分泌量不足所導致，故目前治療的方式皆以增加多巴胺合成，或減緩多巴胺降低為主，可以利用藥物治療或是移植手術來達到治療的效果，而治療藥物如下所示（N. Engl. J. Med. (2005) 353: 1021-1027）：

（一）抗乙醯胺劑（anticholinergics）

此藥物通常用來治療初期帕金森氏症，抗乙醯胺劑對於帕金森氏症的顫抖及僵直症狀有顯著治療效果。

（二）左多巴製劑（levodopa, L-dopa）

此藥物為目前治療帕金森氏症最有效的藥物，L-dopa 是多巴胺的前驅物，經由酵素催化會轉化成多巴胺，由於多巴胺無法直接通過血腦屏障（blood-brain barrier, BBB），因此臨床上多使用此種藥物來增加腦中不足的多巴胺量。此藥物對於帕金森氏症病患初期的療程是有成效的，但發病後 5 至 10 年，病人就會開始出現運動困難和非自主性移動，更進一步會開始出現失憶和自主神經失調等，對於這些症狀，L-dopa 的治療是無效的。

（三）多巴胺促效劑（dopamine agonists）

此藥物直接作用在多巴胺受器上，不需要代謝轉換就可以達到療效，因此若病患的多巴胺神經元退化，也不會影響其療效。

（四）單胺氧化酶（monoamineoxidase, MAO）抑制劑

單胺氧化酵素是多巴胺的分解酵素，而此藥物單胺氧化酵素抑制劑會抑制單胺氧化酵素之活性，因此可以使多巴胺殘留濃度提高。

（五）兒茶酚氧位甲基轉移酶（catechol-O-methyl transferase, COMT）抑制劑

此藥物可以延長 L-dopa 的作用時間，故可以改善 L-dopa 因長期使用而藥效變短或症狀波動等現象。

第三節　以細胞試驗驗證帕金森氏症之改善效果

未分化的 PC-12 大鼠嗜鉻性瘤細胞（pheochromocytoma），以含有 100 ng/mL 神經生長因子（nerve growth factor, NGF）的 RPMI 1640 培養基來培養 6 天，每 2 天更換一次培養基，使未分化之 PC-12 細胞分化為類神經細胞。

以細胞存活率分析法（MTT assay，全名（3-(4,5-dimethylthiazol-2-yl)-2,5-diphenyltetrazolium bromide）進行細胞存活率測試：將經過處理的 PC-12 細胞去除培養基後，加入新鮮配製的 MTT 溶液，最終濃度為 0.5 mg/mL，於 $37^{\circ}C$ 避光培養 3 至 4 小時，將多餘的 MTT 溶液取出，加入二甲基亞碸（dimethyl sulfoxide，DMSO）回溶 PC-12 細胞因吸收 MTT 被粒線體還原生成之沉澱結晶 formazan。以酵素免疫分析儀檢測波長 570 nm 之吸光值並換算 PC-12 細胞在各樣品中之存活率。

細胞存活率計算方式如下：

細胞存活率（% of control）
= [A$_{570\,nm}$（加藥組）/A$_{570\,nm}$（未加藥組）] × 100%。

細胞試驗結果顯示（如圖 44），紅麴發酵產物中之 dimerumic acid (DMA) 與 deferricoprogen (DFC) 能使 6-hydroxydopamine (6-OHDA) 誘導 PC-12 細胞內 NADPH oxidase-2（NOX-2）蛋白表現量下降，使其胞內及胞外的活性氧自由基（reactive oxygen species, ROS）下降，且會透過調節 Bcl-2 associated X protein (Bax) 及 Bcl-2 蛋白質表現量，降低 caspase-3 的活性，使受損的分化後 PC-12 細胞凋亡數減少，達到保護神經細胞之作用。

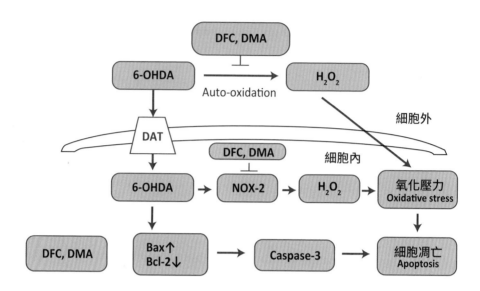

圖 44 Dimerumic acid (DMA) 和 deferricoprogen (DFC) 的
　　　神經保護作用示意圖
資料來源：J. Alzheimers Dis. Parkinsonism (2017) 7: 342-349.

第四節　帕金森氏症模式鼠之誘導

　　6-OHDA 為神經毒，是自然界中多巴胺神經傳遞物質的羥基類似物，不論是在動物模式或是細胞模式上，最常應用在大腦黑質緻密處神經元細胞衰退相關實驗。6-OHDA 無法通過血腦屏障（blood brain barrier, BBB），因此在進行動物實驗模式時，需要將此神經毒直接注入腦中紋狀體（striatum）或黑質緻密處（SNpc）。

　　6-OHDA 引起細胞死亡的機制主要有三種：第一是活性氧（reactive oxygen species, ROS）會藉由胞內或胞外的自氧化而產生；第二是過氧化氫的產生造成單胺氧化酶（MAO）的活化；第三是直接抑制粒線體的呼吸作用。

紅麴菌株 NTU 568 以米或山藥為基質，發酵所得之紅麴米或紅麴山藥，以各種不同溶劑萃取，經分離純化後以核磁共振光譜儀（nuclear magnetic resonance, NMR）、質譜儀（mass, MS）、紅外線光譜儀（infrared, IR）、紫外線光譜儀（ultraviolet, UV）等光譜資料的解析，確認利用各種管柱層析及高效液相層析的分離方法，可得 34 種純化合物 [J. Agri. Food Chem. (2010)；Molecules (2010)；J. Agri. Food Chem. (2011)]。經篩選確認其中兩種成分 DMA 與 DFC 對帕金森氏症模式鼠之學習記憶能力有所改善。

第五節　紅麴對帕金森氏症模式鼠改善效果之評估方法

帕金森氏症係左側腦黑質緻密處受損，會阻礙其向左擺盪的運動能力，故一般以向右擺盪比率高於 70% 為帕金森氏症之判定基準。

先以藥物誘導得到帕金森氏症模式大鼠，再以帕金森氏症模式鼠之擺盪能力擺盪行為測試（elevated body swing test, EBST）檢視紅麴發酵產物對模式鼠帕金森氏症症狀之改善效果。

第六節　紅麴對帕金森氏症模式鼠改善效果之評估結果

動物試驗以含有 DMA 及 DFC 之 50% 紅麴米酒精萃取物（red mold rice extract with 50% ethanol, R50E）來評估其對於 6-OHDA 誘導帕金森氏症大鼠之改善效果。實驗結果顯示，每 1 公克 R50E 中含有 2.76 毫克 DMA 及 10.95 毫克 DFC。餵食 R50E（5.5 或 11.0 mg/kg）可改善 6-OHDA 誘導帕金森氏症大鼠之運動障礙，並降低腦中黑質緻密處多巴胺神經元之衰退。

R50E 可藉由提升腦中超氧歧化酶（superoxide dismutase, SOD）、過氧化氫酶（catalase, CAT）、穀胱甘肽還原酶（glutathione reductase, GR）及穀胱甘肽過氧化物酶（glutathione peroxidase, GPx）之活性，並調控 p47 phox、NOX1 及 NOX2 之 mRNA 表現量，來降低 6-OHDA 誘導帕金森氏症大鼠腦中活性氧自由基（ROS）及丙二醛（malondialdehyde, MDA）之含量。

除此之外，R50E 亦可抑制 6-OHDA 誘導帕金森氏症大鼠腦中發炎因子一氧化氮（nitric oxide, NO）及腫瘤壞死因子（tumor necrosis factors, TNF-α）之含量。

以上結果顯示，R50E 可透過抗氧化及抗發炎機制來防止大腦中多巴胺神經元之衰退，具有潛力應用於帕金森氏症之改善。

由圖 45 之結果得知：餵食紅麴酒精萃取物 5.5 或 11.0 mg/kg（圖中之 1X Ankascin 568-R 與 2X Ankascin 568-R）可改善藥物誘導帕金森氏症大鼠之運動障礙，並降低腦中黑質緻密處多巴胺神經元之衰退。

為進一步了解紅麴發酵產物改善帕金森氏症鼠學習記憶能力之機轉，進行一系列研究，得知其機轉如圖 46 所示。

當以藥物誘導老鼠使成為帕金氏症模式鼠時（以綠色箭號表示），老鼠腦中黑質緻密系統表現明顯增加、抗氧化酶活性明顯減少，此二變化會導致腦中氧化壓力指標含量明顯增高。模式鼠之膠質纖維酸性蛋白也會增加，而使腦中發炎因子與腫瘤壞死因子隨之增加。而腦中氧化壓力指標含量之增高與腦中發炎因子與腫瘤壞死因子之增加，將導致腦中多巴胺神經元與多巴胺神經傳導物質減少，最終則使擺盪能力行為測試結果變差。當餵食紅麴

發酵物時（以紅色箭號表示），則可緩解各種巴金森氏症現象，改善運動障礙。

　　由於紅麴在阿茲海默症與帕金森氏症之研究各有 7 篇及 3 篇學術論文發表在 SCI 學術期刊，阿茲海默症與巴金森氏症期刊特別邀請我們寫了綜述論文發表於其雜誌（J Alzheimers Dis Parkinsonism (2017) 7: 342.），對紅麴發酵產物改善兩種老人失智症學習記憶能力之效果，做了詳細介紹。

　　紅麴從使用為食品色素或應用其酵素進行食品加工，進展到對代謝症候群與老人失智症均有改善效果，使原本價值不高之食品添加物，轉變為對高齡社會非常實用的保健食品，使這傳統食品的新穎應用，受到世界各生技研發廠商高度重視。

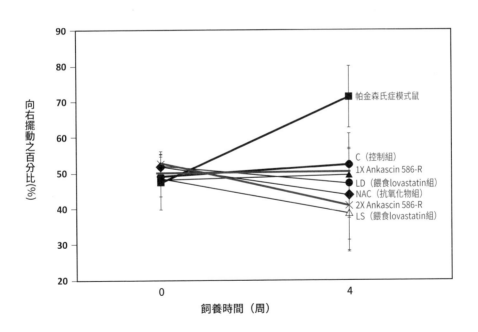

圖 45 餵食紅麴發酵產物改善帕金森氏症模式大鼠之運動障礙
資料來源：Food Funct (2016) 7: 752-762.

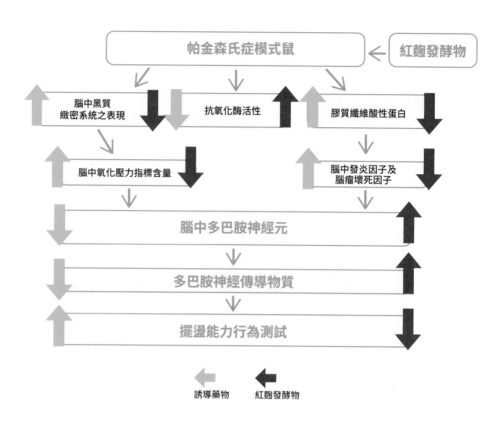

圖 46 紅麴發酵產物改善帕金森氏症模式大鼠之運動障礙之機轉
資料來源：Food Funct (2016) 7: 752-762.

| 第九章 |

紅麴與脂肪肝的改善

【本章研究重點摘要】

■ 紅麴黃色素（monascin, MS 與 ankaflavin, AK）對非酒精性脂肪肝之細胞試驗：

1. 以 FL83B 肝細胞做為細胞模式，並利用油酸（oleic acid, OA）處理肝細胞，以誘導脂肪酸堆積於肝細胞中。將實驗模式分為預防與治療兩種模式。預防組（先以 MS 或 AK 處理細胞 2 小時後再以 OA 誘導 20 小時）；治療組（先以 OA 誘導 12 小時後始加入 MS 或 AK）。

2. 培養 FL83B 細胞 12 小時，油紅 O 染色（oil red O stain）結果顯示：OA 誘導顯著增加肝細胞中脂肪酸之累積，MS 和 A K 則能顯著改善脂肪堆積在肝細胞中，且可見預防組改善效果大於治療組。

■ 紅麴黃色素 MS 與 AK 對非酒精性脂肪肝之動物試驗：

1. 連續 10 週以高脂肪飲食誘導 C57BL/6 小鼠產生肥胖及脂肪肝；

2. 第 11 至 16 週開始餵飼 MS 與 AK 後，控制組體重只增加 0.7 ± 0.2 公克，HF 誘導組則增加了 7.6 ± 0.4 公克，顯著較控制組增重較多。而 MS 與 AK 組，至第 16 週，將小鼠犧

牲並將肝臟進行染色，鏡檢照相結果得知餵食 MS 及 AK 均可有效減少脂質堆積，顯現出其非酒精性脂肪肝之保護效果。

第一節　脂肪肝概述

肝臟是脂質新陳代謝的重要器官，肝臟本來就會囤積 2 ~ 5% 的脂肪，脂肪在肝臟過度堆積如超過 5% 就會形成脂肪肝。

脂肪肝分兩大類，分別是「酒精性脂肪肝」(alcoholic steatohepatitis) 及「非酒精性脂肪肝」(nonalcoholic steatohepatitis)。酒精性脂肪肝是因飲酒過量，影響脂肪代謝、堆積而引起。非酒精性脂肪肝則是因代謝症候群、肥胖、高血脂、糖尿病、病毒性肝炎和藥物引起，導致過多的脂肪堆積在肝臟。

脂肪肝病程發展緩慢，通常不會顯現出特定症狀，讓人難以察覺，先從少量細胞累積脂肪的單純性脂肪肝開始，伴隨著發炎而形成肝細胞損傷的脂肪肝炎，反覆的肝炎進而發展至肝纖維化，甚至可能發展成嚴重影響肝功能的肝硬化及肝癌，經常確診時即已是末期。

大多數人認為過度飲酒才會造成肝臟的傷害，事實上現代人飲食較精緻、活動量少，導致三高症狀（高血脂、高血糖與高血壓）、肥胖等現代文明病頻頻找上門，也就容易引發非酒精性脂肪肝。

以往脂肪肝需用肝臟的切片診斷，近年來由於非侵入性的腹部超音波診斷準確度高，常應用於一般的健康檢查。根據 2019 年衛生福利部健保署統計，近 3 年主、次診斷脂肪肝從 14.2 萬人成長至 16.8 萬人，3 年成長近 2 成。如果以流行病學研究盛

行率推估，潛在與確診人數恐上看 600 萬人。

非酒精性脂肪肝疾病（nonalcoholic fatty liver disease, NFALD）指的是廣範圍的肝臟疾病，涵蓋三種病況：從未有發炎或結瘢現象，僅有少量細胞累積脂肪的非酒精性單純性脂肪肝（liver steatosis）開始，到伴隨著發炎而形成肝細胞損傷的非酒精性脂肪肝炎（nonalcoholic steatohepatitis, NASH），進而發展至不可逆的肝纖維化（liver fibrosis）。單純性脂肪肝患者中，約有 10~20% 的人會進展成非酒精性脂肪肝炎；而約有 25~50% 的非酒精性脂肪肝炎患者的病情會持續惡化成肝纖維化，甚至可能發展成嚴重影響肝功能的肝硬化（liver cirrhosis）及肝癌（hepatocellular carcinoma）。

非酒精性脂肪肝疾病所有階段的共同性在於脂肪堆積（脂肪浸潤）在肝臟細胞中（肝細胞），堆積在肝臟細胞中的脂肪是由特殊形式的脂肪（三酸甘油酯）所組成。

紅麴的主要活性成分 monascin (MS) 和 ankaflavin (AK) 對血糖、血脂和血壓等代謝症候群有改善效果，脂肪肝的形成與肝臟的三酸甘油酯有關，因此我們也探討紅麴二次代謝物 MS 和 AK 對非酒精性脂肪肝病的影響。

第二節　MS 與 AK 對非酒精性脂肪肝之細胞試驗結果

為確認紅麴黃色素 MS 及 AK 是否具有改善非酒精性脂肪肝潛力，首先以 FL83B 肝細胞做為細胞模式，並利用油酸（oleic acid, OA）處理肝細胞，以誘導脂肪酸堆積於肝細胞中。將實驗模式分為預防與治療兩種模式。

在預防組中，先處理 MS（MS+OA 組）或 AK（AK+OA 組）

2 小時後再以 OA 誘導 20 小時。治療組則是先以 OA 誘導 12 小時後始加入 MS（OA+MS 組）或 AK（OA+AK 組）培養 FL83B 細胞 12 小時，油紅染色（oil red O stain）結果顯示：OA 誘導顯著增加肝細胞中脂肪酸之累積，MS 和 AK 則能顯著改善脂肪堆積在肝細胞中，且可見預防組改善效果大於治療組，如圖 47 所示。

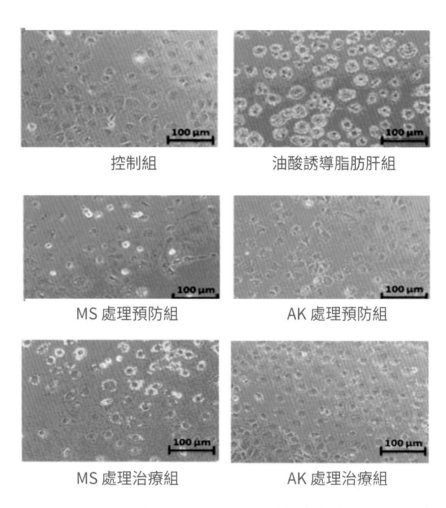

圖 47 Monascin (MS) 和 ankaflavin (AK) 可改善油酸（oleic acid, OA）
　　　誘導脂肪酸堆積於 FL83B 肝細胞，效果為預防組優於治療組
資料來源：Food Chem. Toxicol. (2014) 64: 94–103.

第三節　MS與AK改善非酒精性脂肪肝之動物試驗結果

為檢測 MS 與 AK 對非酒精性脂肪肝或脂肪浸潤現象之改善效果，我們連續 16 週以高脂肪（high-fat, HF）飲食（熱量為 4.85 kcal/g，較控制組飲食的 3.34 kcal/g 來得高）誘導 C57BL/6 小鼠產生肥胖及脂肪肝。

在 HF 誘導 10 週後，HF 組體重已顯著較控制組高。於第 11 至 16 週期間，2 個誘導組分別開始餵食 MS 和 AK。16 週後控制組體重只增加 0.7±0.2 公克，HF 誘導組則增加了 7.6±0.4 公克，顯著較控制組增重較多。而 MS 與 AK 處理組（分別增加 3.6±0.2 公克與 0.8±0.2 公克）顯著較控制組的增重 7.6±0.4 公克減少，由上述結果得知 MS 與 AK 可以使體重增加減緩（Food Chem. Toxicol. (2014) 64: 94–103.）。

小鼠犧牲後，肝臟以蘇木精─伊紅染色法（hematoxylin-eosin staining，簡稱 HE 染色法）染色後做成病理切片，鏡檢照相結果如圖 48 所示，高脂飲食誘導顯著增加脂肪堆積而造成脂肪肝，然而餵食 MS 及 AK 均可有效減少脂質堆積，顯現出其非酒精性脂肪肝之保護效果。

脂質通常是以三酸甘油酯的方式被人體所攝取，但是人類的消化系統無法直接吸收三酸甘油酯，必須將三酸甘油酯分解為脂肪酸後才可被人體吸收，再以乳糜微粒或是脂蛋白的形式透過淋巴以及血液運輸，最後被送往肝細胞（hepatocyte）、脂肪細胞（adipocytes）以及肌肉組織（muscle fibers）儲存或是做為能量氧化消耗掉。

固醇調節元件結合蛋白 1c（sterol regulatory element-binding protein 1c, SREBP-1c）為調節脂肪酸和脂質產生所

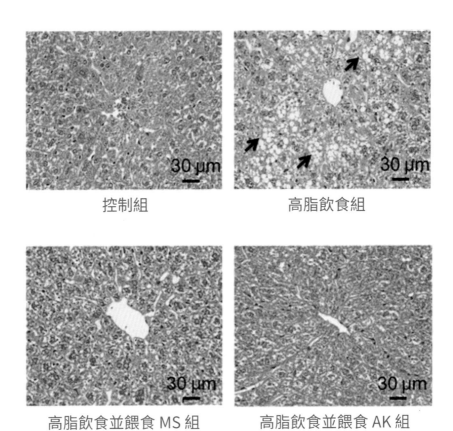

控制組　　　　　　　　　　高脂飲食組

高脂飲食並餵食 MS 組　　　　高脂飲食並餵食 AK 組

圖 48 餵飼 MS 及 AK 可改善高油脂飲食誘導小鼠肝臟脂肪浸潤及發炎
　　　現象（圖中以黑色箭號表示者）
資料來源：Food Chem. Toxicol. (2014) 64: 94–103.

需的基因，在肝臟誘導脂肪生成中起關鍵作用。胰島素刺激
SREBP-1c 的表達而增加脂肪生成，由於胰島素抵抗導致的高血
胰島素水平通常會過度激活 SREBP-1c，將導致肝臟脂肪變性。

　　類法尼醇 X 受體（farnesoid X receptor, FXR）是核
受體超家族的一員，FXR 對於調節肝臟三酸甘油酯很重要。
FXR 活化後抑制 SREBP1c 的表達降低肝臟三酸甘油酯，並透

過活化核受體過氧化物酶體增殖物活化受體 -α（peroxisome proliferator activated receptor alpha, PPARα）抑制脂肪生成並促進游離脂肪酸氧化。

過氧化物酶體增殖物啟動受體 γ 共啟動因數（PPARγ co-activator 1-alpha, PGC-1α）是一種轉錄共啟動因數，可調節參與能量代謝的基因。PGC-1α 與 PPARα 結合，活化與脂肪酸氧化有關的基因表達，促進脂肪酸氧化產生能量三磷酸腺苷（adenosine triphosphate, ATP）。

第四節　高脂飲食與肝臟脂質代謝

進一步探討高脂飲食誘導對肝臟脂質代謝基因之表現。如圖 49 所示，MS 及 AK 均可有效抑制 SREBP-1c、FAS（Fas 細胞表面死亡受體）及乙醯輔酶 A 羧化酶（acetyl-CoA carboxylase, ACC）這些與脂質生合成（lipogenesis）有關的基因表現；此外，MS 及 AK 更可正向調節 FXR、PGC-1α 及 PPARα 等與脂肪酸代謝（fatty acid metabolism）有關的基因，促進脂肪酸氧化產生能量 ATP，而能減少肝臟中的脂質浸潤。

白介素 -6（Interleukin 6, IL-6）和腫瘤壞死因子 -α（tumor necrosis factor-α, TNF-α）是介導發炎的細胞因子，肝臟過多的脂肪會上調 IL-6 和 TNF-α 水平，從而增加乙型轉化生長因子（transformation growth factor beta, TGF-β）表達，誘導肝細胞纖維化，有助於從脂肪變性發展為脂肪性肝炎。

丙胺酸胺基轉移酶（alanine aminotransferase, ALT）是主要存在於肝細胞中的一種酵素，血液中含有的 ALT 含量是肝臟健康的主要指標之一。當肝臟發炎，肝細胞受到破壞，ALT 就會從肝細胞內跑到血液中，進而升高血清的 ALT。MS 及 AK 處

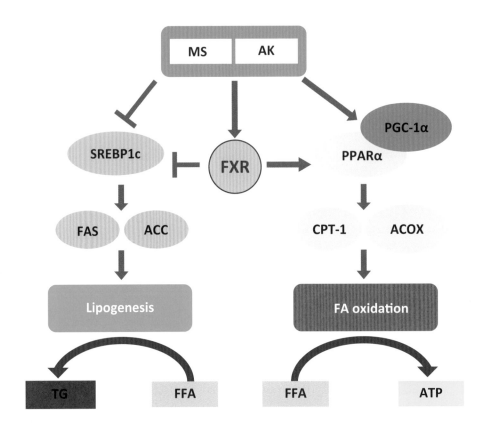

圖 49 MS 和 AK 透過調節脂質合成和脂質代謝的機制達到預防非酒精性
　　　脂肪肝形成
資料來源：Food Chem. Toxicol. (2014) 64: 94–103.

理均可有效減少 IL-6 和 TNF-α 細胞發炎因子之生產，而避免肝臟發生纖維化，並且改善肝臟發炎現象，降低血清 ALT 指數。

　　綜合體外細胞實驗與活體動物實驗結果顯示，MS 及 AK 能有效抑制肝細胞三酸甘油酯堆積之情況，並能有效改善高脂飲食造成之小鼠肝臟脂肪浸潤情形，抑制脂質生合成基因產生，促進脂肪酸代謝相關基因表現，並能改善高脂飲食誘導之發炎現象。證實紅麴黃色素 MS 及 AK 具改善非酒精性脂肪肝之良好潛力，未來應可將紅麴開發為肝臟保護之保健食品。

第五節　MS 和 AK 對酒精性脂肪肝的影響

飲酒過量造成的肝病即為酒精性肝病（alcoholic liver disease），一般而言，每日飲用 80 公克以上酒精持續一段時間即有可能會造成肝臟損傷。酒精本身會直接或間接破壞肝細胞，導致肝臟發炎及纖維化，長時間以後，會變成肝硬化或併發肝癌。酒精性肝病有三個階段，初期只是脂肪肝，接著會發展成酒精性肝炎，最後會到肝硬化，甚至肝癌的地步。

（一）MS 與 AK 對酒精性肝炎小鼠肝臟腫大及肝指數脂影響

我們經過去的研究，發現 *Monascus purpureus* NTU 568 發酵之紅麴米對小鼠的酒精性肝損傷具有保護作用（J. Agric. Food Chem. (2011) 59, 9950-9957）。根據之前紅麴多篇實驗數據，更進一步探討 monascin (MS) 和 ankaflavin (AK) 在改善酒精性肝損傷中的作用。實驗以酒精液體誘導 C57BL/6J 小鼠形成酒精性肝炎，NOR 表示正常控制組，EtOH 表示為酒精液體誘導組，EtOH+MS 和 EtOH+AK 為酒精液體誘導並分別餵食 MS 和 AK。經過 6 週實驗後將小鼠犧牲，檢查各組動物的肝臟重量與體重比值（肝臟重量 / 體重），NOR 組平均值 3.33%、EtOH 組平均值為 4.14%、EtOH+MS 和 EtOH+AK 之平均值分別為 3.75% 和 3.57%，顯示 MS 和 AK 可抑制酒精引起的肝臟重量與體重比的增加。酒精導致血清肝功能指標天門冬胺酸胺基轉移酶（aspartate aminotransferase, AST [舊稱 GOT]）、丙胺酸轉胺酶（alanine aminotransferase, ALT [舊稱 GPT]）和鹼性磷酸酶（alkaline phosphatase, ALP）水平顯著升高，如表 21 所示，MS 和 AK 能夠降低肝功能指標水平，從而減少酒精引起的肝損傷。

表 21 餵食液體乙醇飲食的小鼠的血清 AST、ALT 和 ALP 活性

組別	AST（U/L）	ALT（U/L）	ALP（IU/L）
NOR	44.9±4.9*	17.3±2.5*	67.0±3.1*
EtOH	51.0±9.8	22.1±6.2	76.0±5.5
EtOH+MS	39.5±3.4***	16.3±1.9**	68.6±6.1*
EtOH+AK	38.9±3.2***	16.8±0.5**	69.5±6.7*

註：AST：天門冬胺酸胺基轉移酶（aspartate aminotransferase）、ALT：丙胺酸轉胺酶（alanine aminotransferase）、ALP：鹼性磷酸酶（alkaline phosphatase）。數據以平均值 ± 標準偏差表示；*$p < 0.05$，**$p < 0.01$，和 ***$p < 0.001$ 表示與 EtOH 組對照具顯著差異。

資料來源：Molecules（2021）26: 6301.

表 22 餵食乙醇飲食的小鼠的血清或肝臟三酸甘油酯（TG）和總膽固醇（TC）

組別	血清		肝臟	
	TC（mg/dL）	TG（mg/dL）	TC（mg/dL）	TG（mg/dL）
NOR	65.62±4.73	99.61±10.39*	3.41±0.05***	3.10±0.56***
EtOH	68.82±10.40	119.61±14.32	3.77±0.16	4.86±0.84
EtOH+MS	60.72±7.09*	88.45±4.89***	3.19±0.08***	2.52±0.21***
EtOH+AK	60.49±5.72*	96.88±9.56**	3.10±0.09***	2.44±0.18***

註：數據以平均值 ± 標準偏差表示；*$p < 0.05$，**$p < 0.01$，和 ***$p < 0.001$ 表示與 EtOH 組對照具顯著差異。

資料來源：Molecules（2021）26: 6301.

（二）MS 與 AK 對酒精性肝炎小鼠血清及肝臟中總膽固醇與三酸甘油酯濃度之影響

　　透過測定血清和肝臟中總膽固醇（total cholesterol, TC）和三酸甘油酯（triglyceride, TG）的含量來研究酒精飲食是否會導致肝臟脂質堆積並形成脂肪肝。結果如表 22 所示，酒精導致血清 TC 上升但與正常組未達顯著差異；酒精導致血清 TG、肝臟 TC 和 TG 顯著增加，此結果顯示 MS 和 AK 降低了血清和肝臟中 TC 和 TG 的含量，抑制了酒精誘導的脂質合成，減少了肝臟中脂質的積累。

（三）MS 與 AK 對脂肪堆積於肝臟之改善效果

　　動物犧牲後取肝組織切片進行蘇木精伊紅染色觀察病理變化。從圖 50 的切片圖像可以看出，NOR 組織肝細胞的內部結構清晰、分佈均勻、排列整齊，完全沒有液泡或細胞浸潤。在 EtOH 組的切片中，肝細胞充滿了氣球樣變性、排列不規則。此外，EtOH 組可觀察到由於炎症引起的血管周圍的細胞浸潤。EtOH+MS 組和 EtOH+AK 組接近 NOR 組，沒有觀察到嚴重的脂肪堆積，說明 MS 和 AK 可以預防酒精性脂肪肝和肝損傷的發生（Molecules（2021）26: 6301.）。

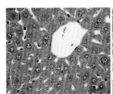 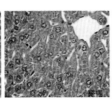 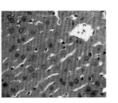

| NOR | EtOH | EtOH + MS | EtOH + AK |

圖 50 用乙醇液體飲食餵養小鼠的肝臟病理變化（放大 400 倍；箭頭表示肝損傷的位置）。

資料來源：Molecules（2021）26: 6301.

（四）MS 與 AK 對酒精性肝之抗氧化效果

代謝的過程中會發生氧化作用，需藉由細胞的抗氧化作用而達到平衡，當失去平衡時，會因自由基的不正常堆積造成氧化壓力而損害細胞。酒精在人體主要是由肝臟代謝乙醇，先由肝臟中的乙醇去氫酶（alcohol dehydrogenase）將乙醇代謝成乙醛（acetaldehyde），乙醛再由乙醛去氫酶代謝成乙酸，而後排出體外。乙醛對身體有毒性，而丙二醇（malondialdehyde, MDA）是脂質過氧化作用的終產物之一，一般作為測量脂質過氧化的指標。穀胱甘肽過氧化物酶（glutathione peroxidase, GPx）、穀胱甘肽還原酶（glutathione reductase, GRd）、過氧化氫酶（catalase, CAT）和超氧化物歧化酶（superoxide dismutase, SOD）為抗氧化酶。抗氧化酶能夠在自由基攻擊細胞成分之前透過降低自由基的能量，使其變得穩定而可以中斷氧化鏈反應，以盡量減少自由基造成的損害。EtOH 組的 MDA 濃度比 NOR 組高 51%，EtOH+MS 和 EtOH+AK 組分別比 EtOH 組降低 61.43% 和 74.26%。在抗氧化酵素部分，EtOH+MS 和 EtOH+AK 組顯著高於 EtOH 組，以上結果顯示，MS 和 AK 可減少酒精造成的脂質過氧化和氧化傷害（Molecules（2021）26: 6301）。

（五）MS 與 AK 對酒精性肝損傷之可能改善機轉

絲裂原活化蛋白激酶（mitogen-activated protein kinase, MAPK）是信號從細胞表面傳導到細胞核內部的重要傳遞者。其經由向相鄰蛋白質添加磷酸基團（使其磷酸化）進行通訊，從而控制各種反應之「開啟」或「關閉」。

　　活化 B 細胞的核因子 κ 輕鏈增強子（nuclear factor kappa-light-chain-enhancer of activated B cells, NF-κB）是一種控制 DNA 轉錄的蛋白複合體。被激活的 NF-κB 轉移到細胞核內，結合到 DNA 的特異性序列上，轉錄下游基因，是調節促炎基因表達（TNF-α、IL-1β、IL-6、IL-8、iNOS 及 COX-2) 的重要轉錄因子。

　　誘導型一氧化氮合成酶（inducible nitric oxide synthase, iNOS）可合成一氧化氮。低濃度的一氧化氮具有訊息傳遞、引發血管擴張的作用以及有關宿主防禦功能如急、慢性發炎的發生等。一氧化氮濃度過高，則會產生過氧化的自由基，而造成細胞毒性、發炎反應等負面影響。

　　環氧化酶 -2（cyclooxygenase-2, COX-2) 是一個誘導酶，功能是活化巨噬細胞或其他細胞，特別會引起組織發炎，充斥於炎症組織。當組織受到某種刺激如外傷、感染等會活化 COX-2，使花生四烯酸大量轉變為前列腺素，進而產生血管擴張以及紅、腫、熱、痛等發炎反應。

　　酒精會促進 ERK1/2 和 p38 MAPK 的磷酸化，並進一步增加 NF-κB，促進 NF-κB 下游因子 iNOS 和 COX-2 的表達。此外 EtOH 增加發炎因子 TNF-α（tumour necrosis factor-α，腫瘤壞死因子 -α）、IL-1β（Interleukin 1β，介白素 -1β）和 IL-6（Interleukin 6，介白素 -6）表現，而 MS 和 AK 逆轉了酒精在肝臟中誘導的這些炎症因子的產生。

　　過氧化物酶體增殖物活化受體 γ（peroxisome proliferator -activated receptor γ, PPARγ）是核受體蛋白，作為轉錄因子調節基因的表達。PPAR-γ 可以調節炎症，抑制發炎因子 NF-α、IL-1β 和 IL-6 的表達。

EtOH 組中 PPAR-γ 的表達水平低於 NOR 組。酒精不僅可以透過增加炎症因子引起炎症，還可以透過抑制 PPAR-γ 的表達來引起炎症，造成更嚴重的損害。然而由酒精引起的 PPAR-γ 表達降低可以透過攝入 MS 和 AK 恢復。

血鐵質氧化酶 -1（heme oxygenase-1, HO-1) 是細胞在各種壓力下誘導產生的蛋白，對於因應各種氧化壓力具有細胞保護作用。酒精引起的氧化壓力促進轉錄調節因子 Nrf-2 和 Keap1 的解離，並進入細胞核啟動包括 HO-1 抗氧化基因的轉錄，對抗氧化壓力。

EtOH 組中 Nrf-2 和 HO-1 的表達不高於 NOR 組；因為當機體產生過多的 ROS 時，Nrf-2 的活化受阻，細胞功能受損，導致細胞凋亡和壞死，Nrf-2 活化的抑制影響下游 HO-1 表現。攝入 MS 和 AK 可以大幅增加 Nrf-2 的表達，其下游因子 HO-1 的表達也大大增加，從而達到抗氧化作用。

綜合實驗結果，MS 和 AK 在預防酒精性肝損傷中的多重調節機制包括調節脂質氧化壓力、炎症、和脂質生物合成途徑。

茲將 monascin（MS）和 ankaflavin（AK）對攝食液體乙醇飲食小鼠酒精性肝損傷和脂肪肝的預防作用整理成圖 51。

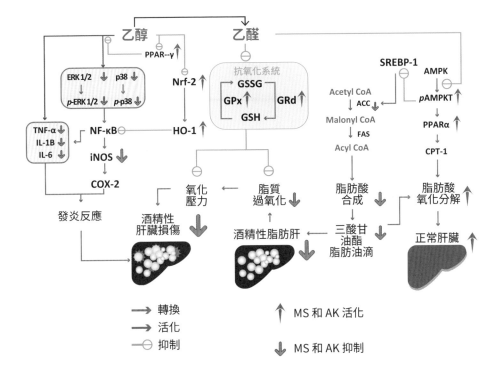

圖 51 monascin (MS) 和 ankaflavin (AK) 對攝食液體 Lieber-DeCarli 乙醇
　　　飲食小鼠酒精性肝損傷和脂肪肝的預防作用

資料來源：Molecules（2021）26: 6301.

| 第十章 |

紅麴與心血管
疾病的改善

【本章研究重點摘要】

一、研究證實紅麴有調節血脂、調節血壓和預防血管粥狀硬化功
效，而紅麴黃色素 ankaflavin (AK) 與 monascin (MS) 為紅
麴的功效成分。

二、MS 和 AK 可經由提升內皮型一氧化氮合酶（縮寫 eNOS）表
達而增加一氧化氮（nitric oxide, NO）的產生，NO 可調節
血管張力，降低內皮素 -1 的表達而降低血壓。

三、此外 eNOS 也透過抑制核因子活化 B 細胞 κ 輕鏈增強子
（nuclear factor kappa-light-chain-enhancer of activated
B cells，簡稱為 NF-κB）影響白細胞與血管內皮的黏附，抑
制血管內皮表達趨化因子和黏附分子，預防動脈狀硬化，對
心血管系統具有保護功能。

第一節　心血管疾病概述

心血管疾病指的是與心臟或血管相關的疾病，為全球最常見的死因之一。根據衛生福利部國民健康署統計，2020 年臺灣十大死因心臟疾病和腦血管疾病分占第 2 和第 4 位，冠狀動脈心臟病與中風造成的死亡，在男性中占總心血管疾病死亡數的 80%，在女性也占了 75%，缺血性心臟病、中風及週邊動脈阻塞等心血管疾病都和動脈粥狀硬化有關。

各種心血管疾病的產生，都與血管內皮健康相關。血管內皮為一單層細胞，包覆在血管的內面，是血管管腔內血液及其他血管壁組織的介面。扮演著血管管理者的角色，以維持血管結構以及功能的正常運作。血管內皮細胞功能正常，對於維持全身的血管張力、抑制血小板凝集、調節免疫反應以及抑制血管平滑肌增生均非常重要。

血管內皮功能失調是血管功能障礙的初始步驟，參與動脈粥狀硬化的發展，它可能會增加心腦血管疾病的風險。血管內皮掌管血管壁結構及功能上的健康；血管內皮功能失調被認為是血管病變的前驅指標。

內皮功能異常，出現於動脈血管硬化過程之早期。此時只有心臟血管疾病的致病因素，而沒有立即明顯之疾病症狀。例如患有飲食誘發的血膽固醇過高的動脈，雖然其動脈壁沒有結構上的改變，但是血管內皮功能已經受損。

正常情況下，血管內皮會提供一個平滑的、不會造成栓塞之表面，並作為滲透的屏障，且可合成及釋放許多影響血管功能之物質。這些物質可以調節血管平滑肌之功能及構造。血管內皮分泌物質中最引人注意的就是內皮衍生之鬆弛因子一氧化氮

（NO），這是最有效的內源性血管擴張劑。血管功能正常的內皮系統會持續釋放少許的一氧化氮，使血管保持某種程度之擴張。

除此之外，一氧化氮也有保護血管的功能如：(1) 經由鬆弛血管平滑肌細胞擴張血管，(2) 抑制平滑肌細胞、內皮細胞和單核細胞增生，(3) 抑制血小板凝集，以及 (4) 抑制內皮和血小板相互作用。

血管內皮也會生成內皮素（endothelin），是目前體內最強烈也最持久之血管收縮因子，可誘發血管平滑肌細胞增生及移行、活化與發炎相關細胞、增加活性氧化物質（reactive oxygen species, ROS）生成及促進血小板凝集。人體於正常生理狀態下，血管內皮分泌一氧化氮和內皮素來調節血管的舒張和收縮程度，二者之間會保持著相對的平衡水準，但若內皮細胞受到損傷或功能障礙使之失衡時，則會導致疾病的發生。

第二節　動脈粥狀硬化概述

動脈粥狀硬化是動脈壁的一種進行性和炎症性疾病，其特徵是低密度脂蛋白（low density lipoprotein, LDL）顆粒和免疫細胞會在血管內皮下空間積累。

一般認為動脈粥狀硬化的發生涉及活化內皮細胞以表達趨化因子和細胞黏附分子，這些分子介導血液單核細胞遷移到動脈內膜，在動脈內膜分化成巨噬細胞，並在攝取 LDL 顆粒後最終變成富含脂質泡沫細胞，參與動脈粥狀硬化斑塊的形成。活化 B 細胞 κ 輕鏈增強子（nuclear factor kappa-light-chain-enhancer of activated B cells，簡稱為 NF-κB）幾乎存在於所

有類型的動物細胞中，NF-κB 為炎症反應的關鍵介質，誘導各種促炎基因的表達。

在血管內皮細胞中，NF-κB 介導促炎細胞因子、趨化因子和黏附分子的產生，促進單核球細胞與內皮細胞的黏著，單核球細胞進而穿越內皮細胞層進入血管內膜，轉為巨噬細胞，無限制的攝取大量氧化低密度脂蛋白膽固醇，形成泡沫細胞（foam cells），從而導致動脈粥狀硬化的生成與惡化。

第三節 紅麴與心血管健康

我們的很多研究證實紅麴有調節血脂、調節血壓和預防血管粥狀硬化功效，而紅麴黃色素 ankaflavin (AK) 與 monascin (MS) 為紅麴的功效成分，為了解是否也有調節內皮細胞功能，以腫瘤壞死因子 -α（tumor necrosis factor-α, TNF-α）誘導人臍靜脈內皮細胞（human umbilical vein endothelial cells, HUVECs）的模式，觀察 AK 和 MS 如何調節內皮細胞的 NO 合成及減少黏附因子表現量。

TNF-α 是介導發炎的細胞因子，已被證明透過氧化壓力相關機制促進白細胞與內皮細胞的黏附。內皮型一氧化氮合成酶（endothelial nitric oxide synthase, eNOS）主要負責血管內皮中 NO 的產生。將 TNF-α 與 HUVECs 共培養，HUVECs 的 eNOS 和 NO 的表現量減少，而加入 AK 和 MS 則可提升被 TNF-α 減少的 eNOS 和 NO 的表現量（J. Agric. Food Chem. (2012) 60: 1666 – 1672.）。

TNF-α 促進 HUVECs 胞外訊號調節激酶（extracellular signal-regulated kinase, ERK）的磷酸化（p-ERK），並進一

步活化 NF-κB，而 NF-κB 轉錄黏附因子 1 型血管細胞黏附蛋白（vascular cell adhesion protein 1, VCAM-1）及 E- 選擇素（E-selectin）的表達。添加 MS 和 AK 可降低 p-ERK 和 NF-κB 而抑制黏附因子 VCAM-1 和趨化因子 E-selectin 的表達。

TNF-α 增加內皮素 -1（endothelin 1）的表達，內皮素 -1 是血管收縮因子，與高血壓形成有關。而 MS 和 AK 可降低 TNF-α 增加的內皮素 -1 表達。

血管內皮功能正常有助於維持心血管健康，MS 和 AK 可經由提升 eNOS 表達而增加 NO 的產生，NO 可調節血管張力，降低內皮素 -1 的表達而降低血壓。此外 eNOS 也透過抑制 NF-κB 影響白細胞與血管內皮的黏附，抑制血管內皮表達趨化因子和黏附分子，預防動脈粥狀硬化，對心血管系統中具有保護功能。以上敘述以圖形表示如圖 52。

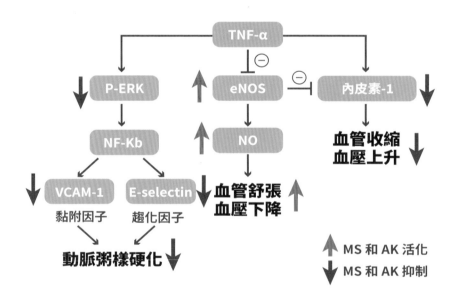

圖 52 Ankaflavin (AK) 與 monascin (MS) 調節內皮細胞功能途徑

資料來源：J. Agric. Food Chem. (2012) 60: 1666 – 1672.

| 第十一章 |

紅麴與肺癌及
口腔癌的防治

【本章研究重點摘要】

▉ 紅麴肺癌防治之細胞試驗

1. 癌細胞移行能力：路易士肺癌細胞（Lewis lung carcinoma, LLC）為一高度轉移性之癌細胞株，以此細胞當模式細胞進行癌細胞移行能力試驗，發覺紅麴酒精粗萃物（red mold rice extract, RMRE）確實能降低癌細胞之移行速度。

2. 癌細胞侵襲能力：以癌細胞侵襲能力常用之博伊登室（Boyden Chamber）來測試癌細胞之侵襲能力，得知添加紅麴萃取物可降低癌細胞侵襲正常細胞之能力。

▉ 紅麴肺癌防治之動物試驗

（一）減少腫瘤肺癌細胞的進展和轉移：

在小鼠的右後肢皮下注射 1×10^6 個路易士肺癌細胞，對照組每日餵食蒸餾水，而試驗組則每日餵食紅麴酒精萃取物，28 天後犧牲並測定腫瘤重量和轉移性肺結節的數量，結果發現：

1. 腫瘤重量：餵食紅麴酒精萃取物小鼠腫瘤重量減少了50.8%。

2. 繼發性轉移性腫瘤結節數：對照組 6 隻動物中每隻都發現轉移性腫瘤結節，紅麴酒精萃取物 RMRE 治療組 6 隻動物全未發現轉移性腫瘤結節。

3. 腫瘤長至 5000 mm^3 所需的時間：以紅麴酒精萃取物治療小鼠顯著延緩腫瘤生長，達到特定腫瘤體積的平均時間是對照組的 1.6 倍，而且未發現有腫瘤轉移至肺部。

（二）肺癌化療副作用之緩解效果：

1. 放射線治療期間攝食量變化：第 5 週起，由於放射線效力減弱，B16- 荷瘤控制組小鼠腿部腫瘤有復發及腹水情況產生，平均攝食量顯著下降，而餵食紅麴酒萃物有助於提升小鼠在放射線療程中之攝食量，進而使得小鼠體重上升。

2. 動物存活數：餵食紅麴酒萃物可提升小鼠在放射線療程後的存活數，達到與正常控制組相當之水平。

3. 腫瘤平均大小：紅麴酒萃物的餵食，確實能降低放射線療程後腫瘤的復發。

4. 血管新生因子：放射線照射與發炎皆會對腫瘤細胞造成損傷，因而促使腫瘤分泌血管新生因子而造成腫瘤復發與轉移，餵食紅麴酒萃物能有效降低放射線治療後小鼠血清血管新生因子的表現，抑制血管新生。

■ 紅麴山藥酒精萃取物對口腔癌之預防效果

將倉鼠左側頰囊袋塗抹致癌藥物 7,12- 二甲基苯并 [a] 蒽（7,12-dimethylbenz[a]anthracene, DMBA）（每週 3 次、連續 14 週）以誘導形成口腔癌。另一組則塗抹藥物之隔天馬上進行紅

麴山藥酒精萃取物之塗抹，探討紅麴山藥酒精萃取物對口腔癌之預防效果。結果發現：

1. 塗抹致癌藥物組倉鼠左側頰囊外觀出現嚴重的癌化現象，計算腫瘤數及量測腫瘤大小：未塗抹致癌藥物之控制組、塗抹藥物之致癌組與塗抹藥物隔天馬上塗抹紅麴山藥酒精萃取物組等三組之腫瘤的形成數量和腫瘤總體積分別為：0、32 與 10 顆以及 0、4163 與 336 立方毫米，顯示紅麴山藥酒精萃取物確實可以改善口腔癌之發生。

2. 動物犧牲後進行氧化及發炎相關因子分析，結果證實：紅麴山藥酒精萃取物藉由提升抗氧化成分穀胱甘肽（glutathione, GSH）以及過氧化氫酶（catalase, CAT）、穀胱甘肽 S- 轉移酶 (glutathione S-transferase, GST)、麩胱甘肽過氧化酵素（glutathione peroxidase, GPx）、穀胱甘肽還原酶（glutathione reductases, GR）和超氧歧化酶（superoxide dismutase, SOD）等抗氧化酵素之活性，抑制過氧化物質（reactive oxygen species, ROS）、一氧化氮（nitric oxide, NO）、前列腺素 E2（prostaglandin E2, PGE2)，抑制因 DMBA 誘導而造成過度表現之促發炎細胞因子腫瘤壞死因子（tumor necrosis factor-α, TNF-α）、介白素 -1β（interleukin 1β, IL-1β）、介白素 -6（interleukin 6, IL-6）、干擾素 -γ（interferon-γ, IFN-γ）以及提升抗發炎因子介白素 -10（interleukin 10, IL-10），進而延緩腫瘤形成，顯示紅麴山藥酒精萃取物展現良好之抗發炎及抗氧化活性而達預防口腔癌之效果

第一節　癌症概說

從 1982 年起，癌症一直為國人十大死因之首位，其威脅人類生命健康、造成個人和家庭沉重的精神壓力、乃至社會資源的耗費不貲，都是值得我們重視的問題。因此，如何有效降低癌症發生率和減緩癌症的發展，以及研發癌症治療的藥物，是醫學研究努力的目標。

大腸直腸癌在臺灣是常見的癌症，為我國癌症發生率的第 3 位，也是癌症死亡順位的第 3 位，而且有逐年增加的趨勢，此可能與生活及飲食習慣西化有關。依據統計資料顯示，檳榔和口腔癌兩者之間的相關性，可透過統計學確切地獲得證實，臺灣嚼食檳榔人口多，口腔癌的發生率已提升至我國癌症發生率的第 6 位。

致癌過程分成三個步驟：(1) 起始作用（initiation）：由起始劑造成 DNA 的改變，細胞修復過程的缺失，經細胞的分裂將受傷 DNA 的突變保留下來；**(2) 促進作用**（promotion）：長時間接受促進劑作用，改變蛋白質正常的生理功能；**(3) 蔓延作用**（progression）：最後正常細胞轉化為癌細胞，失去細胞的正常調控功能（如圖 53）。

氧化壓力參與致癌過程，氧化壓力包含抗氧化劑含量的降低和自由基量的增加，產生過多的過氧化物質（reactive oxygen species, ROS）會攻擊細胞內的 DNA，造成 DNA 損傷，細胞持續的處於氧化壓力下，已啟始細胞會受到促進作用，增加細胞增殖或抑制細胞凋亡，最後癌細胞不受控形成惡性腫瘤。

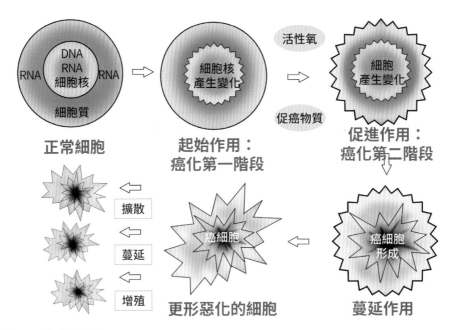

圖 53 致癌過程

資料來源：網路 http://kakusan33.kt.fc2.com/page006.html

第二節　癌症之化學預防

　　癌症的化學預防（cancer chemoprevention）一詞由學者
Sporn 於 1976 年提出，係指利用天然或合成的生物活性物質去
阻斷、抑制、逆轉或阻礙癌症惡化，藉此減少癌形成之危險因子
或減少癌症復發的機會。

　　紅麴發酵產物廣泛應用於亞洲，提供數種生理功效，如調節
膽固醇、調節血糖和調節血壓之功效，已成為受歡迎的保健食品。
近年來也陸續發現紅麴的其他保健功效，例如：抗疲勞、預防動
脈粥狀硬化症、抑制脂肪細胞分化等功效，證明紅麴是具複合功
效的保健食品。

　　自由基與疾病有著密切的關係，而抗氧化劑可消除過多的自
由基以確保人體正常之生理代謝。紅麴發酵之二次代謝產物已被

證實具有抑制腫瘤轉移、抗發炎、降低膽固醇生成等多項作用。因此在學理上，紅麴十分適合運用於抑制腫瘤治療過程中，可能引發的腫瘤轉移及組織發炎反應等輔助性治療。

第三節　細胞移行及侵襲能力測試

根據先前研究指出，路易士肺癌細胞（Lewis lung carcinoma, LLC）為一高度轉移性之癌細胞株，藉由細胞損傷修補試驗（wound healing assay）觀察其移行能力，以探討紅麴酒精粗萃物（red mold rice extract, RMRE）是否影響 LLC 的移行能力。

將 1×10^5 個 LLC 細胞種植於 24 孔微量滴定培養皿（24-well microtiter plate）中，培養至九成滿時，以 200 μL 的微量吸管尖端，垂直於細胞貼附平面，畫出一條約 200 μm 寬的刮除平面，將刮除之細胞清除，之後分別處理受試物，於 16 小時後，以光學顯微鏡觀察細胞移行狀態。在含 10% 胎牛血清（fetal bovine serum, FBS）之標準培養基（complete medium）處理之下，LLC 細胞的移行比例比無血清培養基（serum-free medium）高出許多，但同時添加紅麴酒精粗萃物處理，LLC 細胞與細胞間的聯繫（connection）變得鬆散，且明顯抑制 LLC 細胞之移行速率（圖 54）。

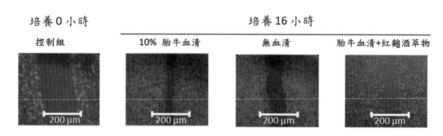

培養0小時	培養16小時		
控制組	10% 胎牛血清	無血清	胎牛血清+紅麴酒萃物

圖 54 細胞移行能力測試

資料來源：科技部中藥材紅麴併用於惡性腫瘤治療之輔助性功能研究報告，2007

在 24 孔微量滴定培養皿每孔（孔徑為 8 μm 的博伊登室 [Boyden chamber]）放置 300 μL 未經聚合作用的 Matrigel®（細胞間質），且讓其聚合 1 小時（圖 55）。在每個上層孔接種 2×10^5 個實驗所需條件處理之細胞，加入 0.5 mL 不含血清的培養基，下層 well 中加入 0.5 mL 含各條件之培養基，包括 10% FBS 的標準培養基（10% FBS）、無血清培養基（SF）及添加 10 ng/mL 細胞激素 IL-6 無血清培養基（10 ng/mL IL-6）。

分別在有無添加紅麴萃取物（RMRE）情形下，培養 16 小時後，觀察 LLC 侵襲轉移情形。結果發現以含 4% 多聚甲醛（paraformaldehyde）的磷酸鹽緩衝生理鹽水（phosphate buffered saline, PBS）溶液固定細胞，並以含 0.2% 結晶紫染劑（crystal violet stain）的 PBS 進行染色。將上層未穿過 Matrigel® 的細胞以棉花棒刷除，再以 PBS 清洗數次，利用倒立式光學顯微鏡觀察穿過博伊登室（Boyden chamber）下層的細胞，以細胞計數器計算視野下可見的細胞。

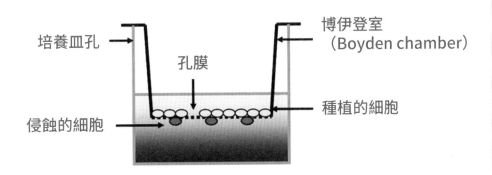

圖 55　博伊登室（Boyden chamber）示意圖：細胞先放入 chamber 內，待穿越膜上的孔洞後，再計算穿越的細胞數。

資料來源：創世紀季刊，2014，Q4

在加入標準培養基（10% FBS）或 10 ng/mL 細胞激素
（IL-6）的培養基中，其細胞侵入情形（140 或 160 cells/
field）相較於未添加血清的組別（60 cells/field），LLC 分解
Matrigel® 基質進入下層的細胞高出一倍之多。而同時添加 10
μg/mL RMRE 處理的組別，其侵襲能力皆有明顯下降趨勢（圖
56）。

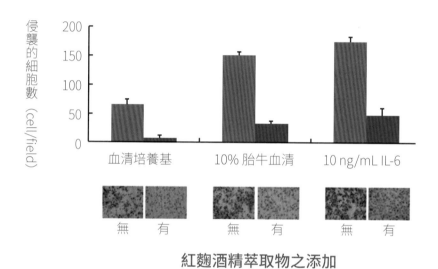

紅麴酒精萃取物之添加

圖 56 細胞侵襲能力測試結果

資料來源：科技部中藥材紅麴併用於惡性腫瘤治療之輔助性功能研究報告，2007

由圖 56 之結果得知，細胞生長因子（如胎牛血清）或細胞
激素（如 IL-6）等，可扮演 LLC 侵襲轉移調控的關鍵角色，可
能亦非單一因子足以主導此現象，而紅麴酒精粗萃物中，含有足
以抑制 LLC 轉移能力的重要有效成分，故能在不影響其他生物
活性條件下，抑制 LLC 轉移相關的因子表現。

第四節　減少腫瘤肺癌細胞的進展和轉移（動物試驗）

在 C57BL/6 小鼠的右後肢皮下注射 1×10^6 個 LLC 細胞，對照組每日餵食蒸餾水（control），而試驗組則每日餵食紅麴酒精萃取物（RMRE），每組 6 隻，試驗 28 天後犧牲，測定腫瘤重量和轉移性肺結節的數量，結果如表 23 所示。與對照組相比，RMRE 治療組在植入後第 28 天測量的腫瘤重量減少了 50.8%。在肺表面切除時測量繼發性轉移性腫瘤結節，對照組 6 隻動物中每隻都發現轉移性腫瘤結節，RMRE 治療組 6 隻動物全未發現。再觀察腫瘤長至 5000 mm^3 所需的時間，RMRE 治療小鼠顯著延遲腫瘤生長，達到指示腫瘤體積的平均時間是對照組的 1.6 倍，而且未發現有腫瘤轉移至肺部（表 24）。RMRE 治療組的肺部顯然沒有表現出肉芽腫外觀，肺組織切片經 H&E 染色後進行顯微鏡檢查，在對照組觀察到數個腫瘤（圖 57）。

第五節　癌症之放射線輔助治療

癌症的治療中，放射線及化學藥物雖然可殺滅癌組織，但對生物體危害也極大，其對人體的傷害主要是骨髓抑制、造血組織障礙與週邊白血球下降以及免疫功能降低，甚至可能誘發第二原發癌（secondary cancer）或癌轉移的副作用。所以在癌症治療中如何保護正常細胞、減少放射線治療產生之副作用，成為臨床與基礎研究上須迫切探討的問題。

放射線治療會誘發血管內皮細胞表現高量的選擇蛋白（E-selectin），因而誘發人類大腸癌細胞轉移。先前的研究證實，經由紅麴二次代謝物 MS 和 AK 的作用可以抑制由發炎因子 TNF-α 所引起的選擇蛋白（E-seletin）活化表現（J. Agric.

表 23 RMRE 對 LLC 荷瘤小鼠腫瘤重量和肺轉移的影響

組別	腫瘤重量（g）	肺轉移	
		發病率（隻數）	中位數（數量範圍）
控制組	8.86 ± 0.99	6	11（6-18）
紅麴酒萃物組	4.36 ± 1.27***	0	0（0-0）***

註：數據表示為平均值 ± 標準偏差；***p <0.001 與控制組對照顯著不同。
資料來源：J. Agric. Food Chem. (2009) 57: 8258–8265.

表 24 移植 1×10^6 個 LLC 細胞的小鼠肺轉移的頻率

組別	腫瘤長至 5000 mm^3 的平均時間（天）	肺轉移	
		發病率[a]	中位數（數量範圍）
控制組	22.8 ± 3.4	6/6	4(3-6)
紅麴酒萃物組	36.5 ± 3.3***	0/6	0（0-0）***

註：數據表示為平均值 ± 標準偏差；***p <0.001 與控制組組對照顯著不同。
資料來源：J. Agric. Food Chem. (2009) 57: 8258–8265.

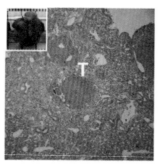
控制組

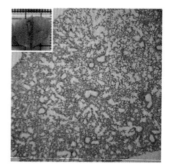
紅麴酒精萃取物組

圖 57 LLC 小鼠肺轉移的宏觀和微觀特徵。T：腫瘤。

資料來源：J. Agric. Food Chem. (2009) 57: 8258–8265.

Food Chem. (2012) 60: 1666－1672)。此外紅麴為中國傳統的食品與中藥材,已知具有良好降膽固醇、降血脂、抗氧化、抗發炎與抗腫瘤的功效,因此在學理上十分適合運用於抑制腫瘤治療過程中可能引發的腫瘤轉移及組織發炎反應等輔助性治療。

第六節　紅麴酒精萃取物對肺癌化療副作用緩解效果評估 (動物試驗)

為了解紅麴是否對放射線治療具有緩解副作用之效果,以 B16 黑色素細胞瘤荷瘤小鼠(B16-bearing mice)建立臨床放射線治療模式,探討紅麴山藥酒精萃取物對於放射線治療所衍生相關副作用之改善效果。

將 2×10^6 個小鼠黑色素細胞瘤 B16-F0 以細胞注射於小鼠大腿皮下組織,7 天後(腫瘤長至 1200~1300 mm^3) 進行放射線照射,實驗日程與組別示如圖 58。實驗期間,每週記錄體重與腫瘤大小變化,每天密切注意小鼠情況,當小鼠產生呼吸急促且活動力下降、腫瘤過大而破裂、失溫或是嚴重腹積水的現象時,判定為實驗終點,立即以 CO_2 犧牲,秤重後取其臟器,浸泡於福馬林中固定隔夜,待日後檢測分析。

以 B16 荷瘤小鼠評估紅麴酒萃物(RMDE)是否影響小鼠在放射線治療期間的體重與攝食量變化。在放射線治療期間,餵食 RMDE 組其體重與正常控制組(normal control)相當。腫瘤生長方面,餵食 RMDE 組腫瘤具有良好的控制,反觀 B16- 荷瘤控制組(B16-bearing control)腫瘤有復發現像,因此可推斷 B16- 荷瘤控制組小鼠體重上升,應為腫瘤復發所致,而餵食 RMDE,則可提升小鼠在放射線療程後,體重上升至正常控制組之水平。

在攝食量方面，第 3 和 4 週各實驗組都有提升，且與正常控制組相當，顯示放射線治療期間並不會對小鼠攝食量有所影響。但第五週起，由於放射線效力減弱，B16- 荷瘤控制組小鼠腿部腫瘤有復發及腹水情況產生，平均攝食量由第 5 週的 10.04 公克減至第 7 週的 8.40 公克，共下降 1.64 公克。至於 RMDE 組，平均攝食量為 10.48 公克，與正常控制組的 9.5 公克相比，提高 0.98 公克，顯示餵食紅麴酒萃物有助於提升小鼠在放射線療程中之攝食量，進而使得小鼠體重上升。第 7 週以後，B16- 荷瘤控制組陸續有小鼠因為腫瘤過大而破裂或是嚴重失溫與腹積水等現象而死亡，截至第 8 週為止，B16- 荷瘤控制組死亡 3 隻剩餘 2 隻，RMDE 則是與正常控制組相當，只死亡 1 隻小鼠，正常控制組無小鼠死亡。由此結果可以得知，餵食 RMDE，可提升小鼠在放射線療程後的存活數，達到與正常控制組相當之水平。施行放射線照射後，隨著時間的增加，各組腫瘤皆有萎縮的現象。第 5 週時各組腫瘤平均大小約為 750~900 mm^3，第 7 週 B16- 荷瘤控制組 1496.27 mm^3，RMDE 組為 606.21 mm^3，RMDE 組與 B16- 荷瘤控制組具顯著性差異（圖 59）。綜合以上結果得知：紅麴酒萃物的餵食，確實能降低放射線療程後腫瘤的復發。

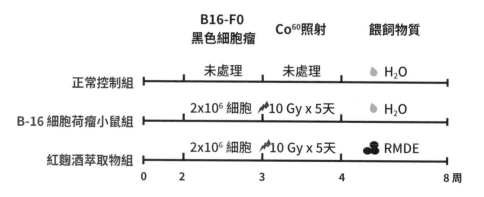

圖 58 紅麴酒精萃取物對肺癌化療副作用緩解之實驗日程與組別

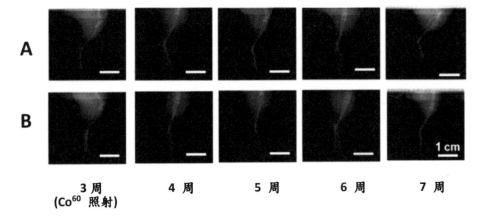

3 周
(Co⁶⁰ 照射)　　　　4 周　　　　5 周　　　　6 周　　　　7 周

圖 59　不同時期 C57BL/6 小鼠腫瘤 X 光影像圖；(A) B16- 荷瘤控制組
　　　　（B16-bearing control）(B) 紅麴山藥酒精萃取物組（RMDE）
資料來源：科技部紅麴發酵產物緩解放射線治療衍生之副作用研究報告，2011

　　放射線會使水分子裂解產生活性氧物質（reactive oxygen species, ROS）或活性氮物質（reactive nitrogen species, RNS），使得體內氧化壓力增加而導致發炎。此外 Camphausen 於 2001 年提出，非致死性劑量的放射線處理，會使癌細胞侵襲能力明顯增加，並在動物模式中觀察到放射治療導致腫瘤轉移的現象（Camphausen et al., 2001）。因此，為了評估紅麴山藥酒萃物是否具抑制因放射線照射所引起組織發炎與腫瘤轉移之現象，於實驗結束後，採取臟器進行外觀觀察與病理切片分析。

　　由組織病理與組織外觀影像圖可以看出：接受放射線治療後，不管餵食紅麴酒萃物與否，對於小鼠之肺、腎和肝臟並無影響，顯示臟器並未因腫瘤細胞接受放射線的誘發而產生腫瘤轉移現象。檢視以 H&E 染色肺部、腎臟和肝臟的組織切片圖得知：各實驗組間並無顯著性差異。由此可知，放射線並不直接或間接對於肺臟、腎臟和肝臟造成傷害，腫瘤細胞亦無因放射線照射而

發生轉移的情形。如果所使用紅麴酒萃物會對動物體造成毒性傷害，就算具有很好的輔助效果，亦不能算是良好之保健食品。

由結果可以看出，RMDE 對於動物本身是安全的，並不會對小鼠之肝和腎等代謝器官造成傷害。在脾臟方面，因腫瘤與放射線治療的影響，使身體產生嚴重的免疫反應導致脾臟有腫大的情況產生（圖 60 (A)），各組脾臟腫大所占比例分別為正常控制組 0/5 隻、B16- 荷瘤控制組 5/5 隻、RMDE 組 0/5 隻。

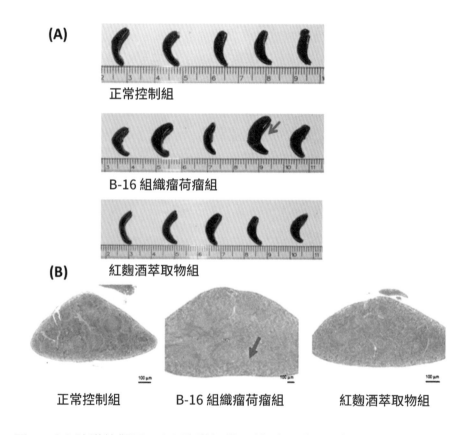

圖 60 (A) 脾臟外觀圖；(B) 脾臟組織切片 （40 倍放大）。
紅色箭號表示淋巴球增生

資料來源：科技部紅麴發酵產物緩解放射線治療衍生之副作用研究報告，2011

在脾臟 H&E 染色照相圖（圖 60 (B)）亦發現，B16- 荷瘤控制組於組織切片上，有大量淋巴球增生的情況（紅色箭頭處），RMDE 組與正常控制組相比，並無顯著性差異。由於淋巴球為免疫細胞之一，在體內感染和慢性發炎上，扮演重要的角色，推測應為放射線照射後，對正常細胞造成損傷，導致體內產生持續性的發炎反應。RMDE 中含有多種抗氧化與抗發炎物質，減輕了放射線對於正常組織之傷害，緩解體內的氧化傷害與免疫反應，而使得脾臟回復至正常小鼠之水平。

放射線治療之所以會對正常組織有所傷害，主要原因為發炎反應，由於固體腫瘤中並不全然是由腫瘤細胞組成，還包含了纖維母細胞（fibroblasts）與巨噬細胞（macrophage），因此當放射線照射腫瘤時，會誘使腫瘤細胞分泌化學激素（chemokine）或直接刺激巨噬細胞大量分泌促發炎激素—腫瘤壞死因子（tumor necrosis factor-α, TNF-α）、介白素 -1β（interleukin 1β, IL-1β）和介白素 -6（interleukin 6, IL-6）使得身體產生發炎反應。文獻指出，發炎過程中的過氧化物與自由基會導致基因突變，且癌細胞長期處於慢性發炎的情況下，會將發炎因子轉為自分泌刺激劑，刺激癌細胞的生長（Cytokine, (2000) 12: 547-54.）。由此可知，如何避免放射線所引起的發炎反應，為一急需解決的課題。

放射線除了會傷害正常組織產生發炎反應外，亦會直接或間接活化乙型轉化生長因子（transforming growth factor beta, TGF-β1），使其與 TGF-β 受體結合，啟動 smad 訊息傳遞路徑，最後導致纖維母細胞不正常增生與膠原蛋白的沉積，而使組織產生纖維化。血管內皮生長因子（vascular endothelial growth factor, VEGF）為腫瘤生長與轉移之重要指標，腫瘤經放射線照

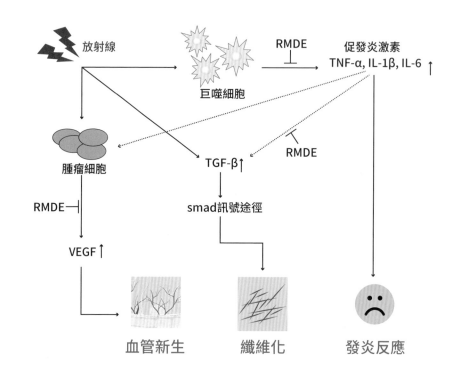

圖 61 紅麴山藥酒萃物緩解放射線治療衍生副作用之可能作用機制圖

資料來源：科技部紅麴發酵產物緩解放射線治療衍生之副作用研究報告，2011

射後，會大量分泌 VEGF 以刺激新血管生成，供給更多的養分，以便生長與茁壯。

　　為更進一步探討紅麴酒萃物是否能緩解因放射線治療所引起之發炎反應、組織纖維化以及 VEGF 的上升，因此針對小鼠血清 TNF-α、IL-1β 和 IL-6 等促發炎因子、TGF-β1 以及 VEGF 進行分析。結果顯示，高能量的放射線會促使巨噬細胞活化，大量分泌 TNF-α、IL-1β 和 IL-6 等促發炎激素，使得週邊組織產生嚴重的發炎反應。

RMDE 的處理能減少巨噬細胞促發炎激素的分泌，此外放射線會直接或經由 IL-1β 和 IL-6 等促發炎激素活化 TGF-β 啟動纖維化相關訊息傳遞，RMDE 亦能藉由減少 IL-1β 和 IL-6 的表現，而達到減少 TGF-β1 的產生，防止纖維化路徑的啟動。

放射線照射與發炎皆會對腫瘤細胞造成損傷而促使腫瘤分泌血管新生因子（VEGF）造成腫瘤復發與轉移，RMDE 的處理能有效降低放射線治療後小鼠血清 VEGF 的表現，抑制血管新生（圖 61）。

第七節　紅麴預防及治療口腔癌研究

癌症源於正常細胞轉變為腫瘤細胞的多階段過程，通常從癌前病變發展到惡性腫瘤。這些變化是一個人的遺傳因素與下列三種外部因素相互作用的結果。

世界衛生組織透過其國際癌症研究機構對致癌因素進行分類。外部因素包括：物理致癌物，例如紫外線和電離輻射；化學致癌物，例如石棉、菸草煙霧成分、黃麴黴菌毒素和砷；生物致癌物，例如由某些病毒、細菌或寄生蟲引起的感染。

癌症發病率隨著年齡的增長而急劇上升，這很可能是因為特定癌症的風險隨著年齡的增長而增加。隨著年齡的增長，整體風險不斷積累，而同時細胞修復機制的有效性則呈下降趨勢。

二甲基苯蒽（7,12-dimethylbenz-[a]anthracene, DMBA）是一種免疫抑制劑和強效的器官特異性實驗室常用來使動物致癌之致癌物。在探討紅麴山藥酒精萃取物之化學防護效應——對口腔癌預防與治療效果，我們利用 DMBA 誘導倉鼠口腔癌化動物模式，評估紅麴山藥酒精萃取物於口腔癌預防及治療之成效，並分析其作用機制。

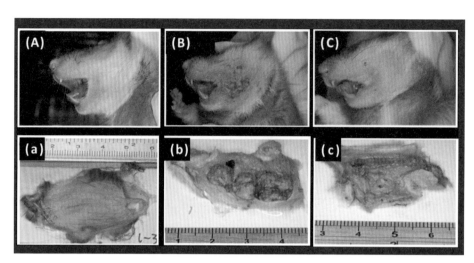

圖 62 倉鼠頰囊的癌變病理學圖：(A~C) 頰囊外觀；(a~c) 頰囊內側。(A)
與 (a) 為控制組；(B) 與 (b) 為 DMBA 誘導口腔癌組；
(C) 與 (c) 為 DMBA 誘導並塗抹 RMDE 組

資料來源：J. Agric. Food Chem., (2010) 58: 6715-6720.

表 25 預防動物模式各組腫瘤數量及腫瘤體積

組別	腫瘤數量	腫瘤平均體積 (mm³)	腫瘤總體積 (mm³)
控制組	0	--	
DMBA 誘導口腔癌組	32	130.11 ± 40.94	4163.64 ± 169.33
DMBA 誘導並塗抹 RMDE 組	10	33.65 ± 36.19	336.51 ± 64.23

資料來源：J. Agric. Food Chem., (2010) 58: 6715-6720.

（一）紅麴山藥酒精萃取物對口腔癌之預防效果

　　預防組動物模式乃將 DMBA 每週 3 次、連續 14 週塗抹於倉鼠左側頰囊袋，並於每次塗抹 DMBA 的隔天進行紅麴山藥酒精萃取物（RMDE）之塗抹。14 週後 DMBA 組倉鼠的平均體重和攝食量顯著低於未塗抹 DMBA 的控制組，而塗抹 DMBA + RMDE 組的平均體重和攝食量則與控制組沒有差異。如圖 62（B）所示，DMBA 組倉鼠左側頰囊外觀出現嚴重的癌化現象，計算腫瘤數及量測腫瘤大小如表 25，RMDE 顯著降低腫瘤的形成數量和體積。

　　慢性炎症可導致生產一氧化氮（nitric oxide, NO）等化學中間體介導 DNA 損傷並阻斷 DNA 修復系統，過度產生活性氧物質（reactive oxygen species, ROS）對細胞大分子的氧化損傷，可能造成 DNA 氧化或修復機制錯誤而導致癌症。

　　前列腺素 E2（prostaglandin E2, PGE2) 與腫瘤相關血管生成、細胞遷移或侵襲的調節以及細胞凋亡的抑制有關，也參與慢性炎症並且是癌症進展、生長和增殖的促進劑。

　　致癌物造成的慢性炎症導致促發炎細胞因子如腫瘤壞死因子 -α（tumor necrosis factor-α, TNF-α）、 介 白 素 -1β（interleukin 1β, IL-1β）和介白素 -6（interleukin 6, IL-6)和干擾素 -γ（interferon-γ, IFN-γ）的分泌，進而導致氧化壓力促使腫瘤發生。

　　犧牲動物後進行氧化及發炎相關因子分析，結果證實：紅麴山藥酒精萃取物藉由提升抗氧化成分穀胱甘肽（glutathione, GSH） 以 及 過 氧 化 氫 酶（catalase, CAT）、 穀 胱 甘 肽 S- 轉移 酶 (glutathione S-transferase, GST)、 麩 胱 甘 肽 過 氧 化

酵素（glutathione peroxidase, GPx）、穀胱甘肽還原酶（glutathione reductases, GR）和超氧歧化酶（superoxide dismutase, SOD）等抗氧化酵素之活性，抑制 ROS、NO、PGE2，抑制因 DMBA 誘導而造成過度表現之促發炎細胞因子 TNF-α、IL-1β、IL-6、IFN-γ，以及提升抗發炎因子 IL-10，進而延緩腫瘤形成，顯示紅麴山藥酒精萃取物展現良好之抗發炎及抗氧化活性而達預防口腔癌之效果（圖 63）。

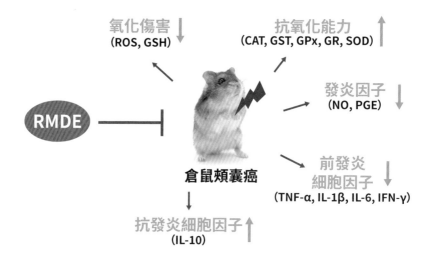

圖 63 紅麴山藥酒精萃取物對 DMBA 導致口腔腫瘤的預防作用

資料來源：Appl Microbiol Biotechnol (2012) 93: 1831–1842.

（二）紅麴山藥酒精萃取物對口腔癌之治療效果

在治療組動物模式中，以 0.5% 之 DMBA，每週 3 次、連續 14 週塗抹黃金敘利亞倉鼠之頰囊，以誘導口腔鱗狀細胞瘤（oral squamous cell carcinoma, OSCC）生成。於第 9 至 14 週時以相同頻率加入塗抹紅麴山藥酒精萃取物，並於 14 週後犧牲動物。計算腫瘤數及量測腫瘤大小如表 26，治療模式的 DMBA+ RMDE 也顯著降低腫瘤的形成的數量和體積。

表 26 治療動物模式各組腫瘤數量及腫瘤體積

組別	腫瘤數量	腫瘤平均體積 (mm³)	腫瘤總體積 (mm³)
控制組	0		
DMBA 誘導口腔癌組	65	63.23 ± 50.19	4109.66 ± 169.33
DMBA 誘導並塗抹 RMDE 組	21	16.79 ± 21.40	352.63 ± 64.23

資料來源：Food and Chemical Toxicology (2011) 49: 1292–1297.

（三）紅麴山藥酒精萃取物治療口腔癌之可能機轉

細胞凋亡（apoptosis）為一種細胞計畫性死亡，目前在細胞凋亡與癌症發生之間的關係有很多研究，希望激發癌細胞的細胞凋亡，以達到消弭癌症的目的。p53 被稱為腫瘤抑制蛋白，屬於最早發現的腫瘤抑制基因（或抑癌基因）之一。p53 蛋白能調節細胞週期，促使細胞出現凋亡或細胞衰老（cell senescence）等現象，從而保持基因組穩定，避免細胞癌變發生，故又被稱為基因組守護者（guardian of the genome）。

細胞週期蛋白 B1 (Cyclin B1) 是一種參與有絲分裂的調節蛋白，是有絲分裂開始絕對需要的蛋白質。p53 透過降低細胞內 Cyclin B1 水平來控制有絲分裂開始的能力以阻止癌細胞增殖。p53 與兩種不同的凋亡信號通路的誘導有關，這些信號通路導致介導凋亡的半胱天冬酶（caspases）的活化，外在途徑涉及屬於腫瘤壞死因子（tumor necrosis factor, TNF）受體家族的特定死亡受體的參與，並導致的級聯活化，包括 caspase-8 和 caspase-3，進而誘導細胞凋亡。

犧牲動物後進行氧化、發炎及抑癌相關因子分析，結果顯示，DMBA 造成 NO、ROS、PGE2 之過度表現，而紅麴山藥酒精萃取物則減緩了這些因子的增加。

此外紅麴山藥酒精萃取物提升血清中 TNF-α 及 IL-1β 之含量，因而刺激了 caspase-8 及 caspase-3 之活性，顯示紅麴山藥酒精萃取物延緩 DMBA 所造成之氧化傷害並誘導口腔癌細胞凋亡，因而達到對 OSCC 之治療成效。

綜合以上結果（圖 64）得知，紅麴山藥代謝產物之化學防護功效在抵抗 OSCC 上具有相當良好之抑制能力，具潛力開發為預防口腔癌之功能性食品或於口腔癌之治療上作為輔助治療劑。

紅麴菌株 *M. purpureus* NTU 568 具有良好的穩定性以及較佳的抗氧化和抗發炎能力，此外紅麴米於降血脂功效評估結果顯示，紅麴米確實具有降低血液中總膽固醇、三酸甘油酯與低密度脂蛋白膽固醇的效果。

在抗腫瘤的研究也發現 *M. purpureus* NTU 568 發酵的紅麴米酒精萃取物，可以延緩老鼠肺癌的成長和轉移，紅麴米和紅麴山藥對於 DMBA 致癌劑誘發的老鼠口腔癌也有減輕效果。

　　目前已有很多研究證明紅麴的黃色素 monascin（MS） 和 ankaflavin（AK） 具調節血脂、調節血糖、改善阿茲海默症、減少體脂累積、改善脂肪肝的作用，並且有抑制癌細胞生長、抗氧化和抗發炎效果，因此預期紅麴的黃色素能藉由抑制癌細胞增生、抗發炎和抗氧化等功效來達到防癌之能力。

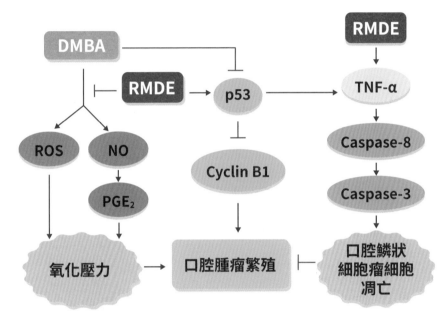

圖 64　紅麴山藥酒精萃取物對 DMBA 誘導的口腔腫瘤
　　　　致癌作用的信號通路。

資料來源：Appl Microbiol Biotechnol (2012) 93:1831–1842.

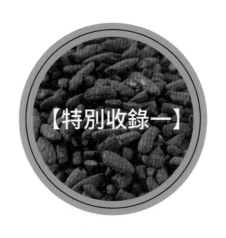

【特別收錄一】

認識食品、
保健食品與健康食品

| 第一節 |

食品／藥品與保健食品

　　一般食品是供健康人所攝取，人體從中獲取各類營養素，並滿足色、香、味、形等感官需求。藥品則為病人所服用，達到治療疾病的目的。

　　保健食品或稱機能性食品則是為第三態（或稱亞健康態）人體所設計，不僅滿足人體對食品營養和感官的需求，更重要的是其將作用於第三態人體，促使機體向健康態轉化，達到增進健康的目的。

　　而介於保健食品與藥品之間尚有特殊營養食品，其係供病人服用之食品，可提供特定疾病病人之營養需求。特殊營養食品必須在醫師、藥師或營養師指導下食用，以維持病人健康為目的之食品。

（一）保健食品取得認證才能稱為健康食品

　　如前所述，一般食品是提供人們營養素之產品及其原料。而保健食品或機能性食品則是食品中具有促進健康功效者。**保健食品如果通過衛生福利部安全性、功效性與安定性審查，符合健康食品相關規範，核准給予健康食品字號之產品，則可成為健康食**

品。也就是說保健食品中，符合相關規範、取得衛生福利部認證者才能稱為健康食品。

經過政府認證之保健食品，各國有不同稱呼，在日本稱為特定保健用食品（food for specific health use, FOSHU），在中國大陸稱為保健食品（functional food），在我國稱為健康食品（health food）。此種通過政府認證之保健食品，常在包裝上加上特殊標示，以利於與一般未經認證保健食品分辨。圖 65 將日本的特定保健用食品、中國大陸的保健食品與我國的健康食品圖幟加以列示。大陸的圖幟如藍色的帽子，俗稱為藍帽子；臺灣的圖幟像綠色的小人，常被稱為小綠人。

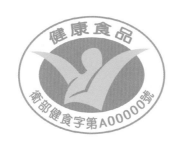

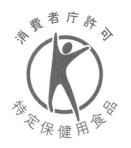

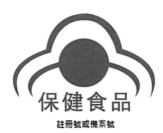

圖 65 中間為臺灣「健康食品」圖樣，左下方為日本「特定保健用食品」圖樣，右下方則為大陸「保健食品」圖樣

（二）保健食品已進化到須經過認證的第三代需求

如今，保健食品隨著人類對其要求提高，再加上科技的進步，已經從最原始之第一代保健食品進入到第三代保健食品了。

一般根據食品中各類營養素或強化營養素功能來推斷該類食品的機能，但沒有經過任何實驗予以驗證，就歸類為第一代的保健食品（最原始之保健食品），目前歐美各國，包括日本將此類產品列為一般食品。而第二代的保健食品則必須經過人體或動物實驗證明該產品具有某項生理調節功能，但是為何種成分產生之效果則未知，即歐美等國強調的「真實性」與「科學性」。至於當今所認定的第三代保健食品不但需要經過人體或動物實驗證明該產品具有某項生理調節功能，還需確知具有該項機能的因子結構及其含量，以及機能成分在食品中應有穩定的形態。就如同大家所熟知的紅麴保健食品中含有黃色素 monascin (MS) 與 ankaflavin (AK) 就可以降膽固醇。

至於甚麼是「健康食品」呢？政府為了加強對於保健食品的管理，特別訂定「健康食品管理法」，並於 1999 年 8 月 3 日正式生效施行。因此，「健康食品」從一日常用語（商業名詞）轉變為「法律名詞」。**當保健食品依「健康食品申請許可辦法」，向衛生福利部申請審查許可後，始可稱為「健康食品」。**

因此「保健食品」與「健康食品」兩者之間有了明確的區隔，前者是具有特殊生理調節功能之食品，而「健康食品」則是「保健食品」中通過衛生福利部健康食品審查、認證者。可在產品上宣稱經實驗證實的功效。如未遵循健康食品法規，未經實驗驗證功效的產品，一律歸類為食品，不得訴求療效，也不能宣稱是「健康食品」。（表 27）

表 27 食品／保健食品／健康食品／特殊營養食品／藥品的區別

一般食品 （提供人們活動所需營養素）	供一般人或健康者攝取；提供人們營養素之產品及其原料。沒有經過任何實驗予以驗證。	■ 不得為醫療效能之標示、宣傳或廣告。
保健食品 (機能性食品)	■**第一代保健食品** 具有特殊生理調節功能之食品。但沒有經過任何實驗予以驗證。	■ 不得為醫療效能之標示、宣傳或廣告。 ■ 目前歐美各國及日本將第一代保健食品列為一般食品。
	■**第二代保健食品** 必須經過人體或動物實驗證明該產品具有某項生理調節功能，即歐美等國強調的「真實性」與「科學性」。但仍無法確知功效成分為何。	■ 如早期臺灣民間知道健素有保健功效，但不知是因何種成分而具有此功效。
	■**第三代保健食品** 需經人體或動物實驗證明該產品具有某項生理調節功能，還需確知具有該項機能的因子結構及其含量，且該機能成分在食品中應穩定存在。	■ 如紅麴具有調節血脂、調節血糖之保健功效，經科學研究已確知功效成分為黃色素 monascin 與 ankaflavin，在常溫下可以穩定存在達 2 年。
健康食品	保健食品如果通過衛生福利部安全性、功效性與安定性審查，符合健康食品相關規範，核准給予健康食品字號之產品。 日本稱「特定保健用食品」；中國大陸稱「保健食品」。	■ 可標示或廣告具體功效。 ■ 如紅麴黃色發酵產物 Ankascin 568-R 製成之膠囊已獲衛福部審查通過具有調節血脂與血糖功效。
特殊營養食品	提供特定疾病病人營養需求，以維持病人健康為目的之食品。	■ 必須在醫師、藥師或營養師指導下食用。 ■ 如市面上販售專為糖尿病患者設計之食品。
藥品	提供病人所服用，達到治療疾病的目的	■ 可宣稱療效。 ■ 如降血壓藥物脈優。

　　臺灣的健康食品又分兩類，即 **(1) 個案審查（或稱第一軌）健康食品**：產品必須經過安全性試驗、功效性試驗與安定性試驗，將試驗數據提請衛生福利部審查通過（須經審查委員會議審查），才可給予健康食品認證，健康食品字號為：衛部健食字第 A123456 號。**(2) 規格標準（或稱第二軌）健康食品**：保健食品中之紅麴與魚油，如功效成分檢驗數據符合衛生福利部公告的規格標準，不必做上述之功效試驗，只要提出檢驗數據，經衛生福利部書面審查，不必經過審查委員開會審查，即可給予健康食品認證，健康食品字號為：衛部健食規字第 123456 號。

| 第二節 |

健康至上！
國內保健食品需求
越來越被重視

　　隨著全球生活環境改善與醫療科技的突飛猛進，人類生活品質因而普遍提升，平均壽命也因此延長。但是根據衛生福利部統計，國人平均壽命雖然由 2012 年的 79.51 歲增加到 2019 年的 81.30 歲，7 年來增加了 1.79 歲（2.3%），但不健康生存年數（包括失能、臥床與慢性病纏身），也就是平均壽命減健康平均餘命卻由 7.95 年增加到 8.47 年，增加了 0.52 年（6.5%，示如表 28）。伴隨而來的是高齡化人口結構形成，造成慢性病患者數目逐漸增加，成為國家醫療支出與社會福利負擔的一大隱憂。

（一）健康意識抬頭，保健食品逐漸受到政府及消費者青睞

　　有別於藥品治療疾病的功能，保健食品站在預防醫學的角度，具有增加營養、促進健康及延緩老化等效果，逐漸受到各國政府以及個人健康意識抬頭的消費者所青睞。

表 28 國人平均壽命、健康與不健康平均餘命

年度	平均壽命	健康 平均餘命	不健康 生存年數 *
2019	81.30（102.3%）	72.83	8.47（106.5%）
2018	80.69	72.28	8.41
2017	80.39	72.07	8.32
2016	80.00	71.83	8.17
2015	80.20	71.84	8.37
2014	79.84	71.58	8.26
2013	80.20	71.78	8.24
2012	79.51（100.0%）	71.56	7.95（100.0%）

* 平均壽命減健康平均餘命，包括失能、臥床與慢性病纏身

資料來源：衛生福利部統計處（自由時報 2021.08.06）

　　現代人的生活方式與飲食習慣看似進步、周全，其實身體很容易因為大環境影響，或是自身的問題而無法將養分完全吸收，進而出現營養失衡的現象。遇有此特殊狀況時，醫療保健人士會建議依需要選擇合適的保健食品加以補充，讓身體得到完整的營養，保持年輕活力。

（二）產品種類逐年增加！整體保健食品產值驚人

　　國內之保健食品蓬勃發展，根據中華穀類食品工業技術研究所在 2019 年國內保健營養食品產值暨產業概況分析報告中的統計資料顯示：整體保健營養食品產值達 878 億元，其中乳酸菌類發酵產品：包括優酪乳、稀釋發酵乳、乳酸菌粉末、膠囊及錠狀

等相關產品，產值約 109 億元；發酵食品或代謝物：包括健康醋、納豆激酶、植物來源酵素、穀類或蔬果發酵液等，產值約 45 億元；真菌類及其代謝物：包括紅麴、靈芝、樟芝及冬蟲夏草之粉末、膠囊、錠狀等相關產品，產值約 64 億元；藻類：包括綠藻及藍藻之粉末、膠囊、錠劑等相關產品，產值約 18 億；植物來源保健營養食品：包括漢方草本飲品（含婦女漢方飲品）、綠茶飲料、綠茶為基底以外的保健茶飲及番茄汁等，產值約 138.5 億元；穀類來源：包括燕麥片、綜合穀粉、即飲穀奶（含豆漿、燕麥奶）、芝麻萃取物等穀類保健營養食品，產值約 128.5 億元；保健油品：係指保健用烹調用油，產值約 39 億元；動物來源：包括雞精、蜆精、魚精、甲魚精、膠原蛋白、龜板、鹿角、葡萄糖胺、軟骨素、特定訴求乳製品（含鉻奶粉、高鐵奶粉及蜂膠等機能訴求沖泡奶粉）等動物來源保健營養食品，產值約 130 億元；其他類保健營養食品：包括其其他膠囊、錠狀、粉末型態膳食補充品、無糖口香糖、運動飲料、維生素或礦物質、機能性飲料、寡糖以及特殊營養保健營養食品等產品，產值約 206 億元（詳見表 29 及圖 65）。至於我國保健機能性食品市場之供需分析也是逐年增加中（詳見表 30）。

表 29　國內保健食品年銷售額（新台幣）統計資料

主要項目	年銷售額 (新台幣)
乳酸菌類發酵產品	109 億
發酵食品或代謝物發酵食品或代謝物	45 億
真菌類及其代謝物	64 億
藻類	18 億
植物來源保健營養食品 [包括漢方草本飲品（含婦女漢方飲品）、綠茶飲料、綠茶為基底以外的保健茶飲及番茄汁等]	138.5 億
穀類來源 [包括燕麥片、綜合穀粉、即飲穀奶（含豆漿、燕麥奶）、芝麻萃取物等穀類保健營養食品]	128.5 億
保健油品（係指保健用烹調用油）	39 億
動物來源（包括雞精、蜆精、魚精、甲魚精、膠原蛋白、龜板、鹿角、葡萄糖胺、軟骨素、特定訴求乳製品如含鉻奶粉、高鐵奶粉及蜂膠等機能訴求沖泡奶粉）	130 億
其他類保健營養食品（包括其其他膠囊、錠狀、粉末型態膳食補充品、無糖口香糖、運動飲料、維生素或礦物質、機能性飲料、寡糖以及特殊營養保健營養食品等產品）	206 億

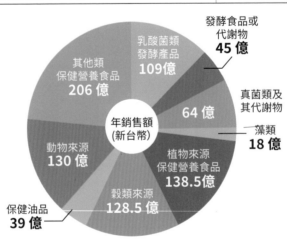

圖 65 2019 年國內各類保健營養食品之產值
資料來源：穀研所 2019 國內保健營養食品產業現況調查

表 30 我國保健機能性食品市場之供需分析

年份	產值 （億元）	出口值 （億元）	進口值 （億元）	國內 總需求 市場 （億元）	內外 銷比	員工 人數 （人）
2010	554	103	248	669	81:19	12,043
2011	529	99	230	579	81:19	11,255
2012	661	122	246	785	82:18	13,800
2014	681	145	280	816	79:21	14,176
2015	716	170	296	842	76:24	14,849
2016	750	182	321	889	76:24	15,275
2017	775	179	316	912	77:23	15,500
2018	830	215	330	945	74:26	16,426
2019	878	243	343	978	73:29	17,202

資料來源：中華民國海關進出口統計資料；IEK；食品所；穀研所進行 2018 年保健營養食品產業調查結果

| 第三節 |

通過認證為健康食品的功能性或指標性成分

　　臺灣的健康食品申請時必須說明保健功效成分，如保健功效很明確是由某種（或某些）成分所表現，此成分或此些成分稱為功效成分；如健康食品之保健功效無法確認係由某確定成分所呈現，然保健功效評估已確認有此功效，為方便品質管制，以健康食品中可能是具保健功效之成分定為指標性成分。如此規定是為查驗時有所依據，因健康食品除安全試驗、功效試驗與安定試驗之數據需提供委員審查外，尚需將產品送食品藥物管理署檢驗，確認功效成分或指標成分是否符合標示之量。

（一）通過認證健康食品的 10 種最重要的成分

　　臺灣通過健康食品認證十種最重要的功效成分或指標成分，依由高而低次序為：

- 紅麴生成之莫那可林（monacolin K）
- 魚油之二十碳五烯酸（eicosapentaenoic acid, EPA）與二十二碳六烯酸（docosahexaenoic acid, DHA）
- ß- 葡聚糖（glucan）
- 菊粉（inulin）

- 兒茶酸（catechin）
- 寡糖（oligosaccharides）
- 抗性麥芽糊精（resistant maltodextrin）
- 胺基酸（amino acids）
- 中鏈脂肪酸（medium fatty acids）
- 多醣類（polysaccharides）

　　功效成分或有效成分一般係由動物、植物或微生物而來，所以在決定保健食品原料時，常在以下三種生物中選擇：

1. **微生物原料**：有綠藻、藍綠藻或螺旋藻、乳酸菌、酵母菌（健素糖或酵母片）、紅麴、靈芝類、香菇類。

2. **植物類原料**：有人參、刺五加、大蒜、麥草、銀杏葉、杜仲茶、花粉、桑葚、棗子、酪梨油、山白竹。

3. **動物類原料**：有雞精、燕窩製品、蜂王漿（乳）、牡蠣抽出物、鯊魚軟骨、魚油、魚精、卵黃油等。

　　此外可能由兩種以上生物得到的成分，如膳食纖維、寡糖、幾丁質、蛋白質及胜肽（peptide）、必需胺基酸、酵素產品、必需脂肪酸、DHA、EPA、卵磷脂、核酸、維生素類、β- 胡蘿蔔素、礦物質等。

（二）以微生物發酵生產的保健食品具有五大優點

　　以微生物生產保健食品，亦即利用微生物發酵以產生保健食品之功效成分，具有下列五大優點：

1. 微生物生長迅速，可於短時間生產大量產品。微生物之質量倍增時間（doubling time）一般為幾十分鐘至幾小時，比植物的幾十天或動物的幾個月來得短，也由於生產期短，

可降低生產成本。

2. 菌株改良容易，微生物以傳統育種方法，如紫外線（ultra-violet, UV）照射、變異誘起劑如 nitrogen mustard（NTG）或 ethyl methyl sulfonate（EMS）處理，極容易育得優良菌株，比動、植物之育種容易執行，故可於短時間獲得優良菌株。以紅麴為例，經傳統變異處理，具活性代謝物產量可增加百倍至千倍。

3. 微生物可利用其生長之最適化培養條件，控制代謝物種類及數量。如使用反應曲面法（response surface methodology, RSM）在短時間內可探討出對某種具生理活性成分之最適培養條件。

4. 微生物可立體生產，於固定土地上生產多量產品。如將培養容器（發酵槽）之攪拌、通氣條件加以調整，微生物可立體培養。植物工場雖已開始用於有機蔬菜之生產，目前問題是成本太高。

5. 微生物發酵係於密閉之發酵槽內進行，可控制溫度、酸鹼度、通氣量等，不受氣候影響。發酵條件控制已全面自動化，可節省人力。由於微生物生長不受氣候影響，可穩定提供保健食品原料。

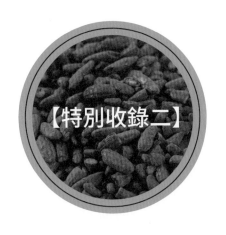

【特別收錄二】

紅麴相關研究成果之論文（包括專利）發表

- Yi-Ting Hsieh, Tzu-Ming Pan. The analytical methods and assays for secondary metabolites of *Monascus*-fermented products. J Chin Biomass Soc (in Chinese) (2002) 21: 63-71.

- Yuan-Chi Su, Jyh-Jye Wang, Tzu-Tsen Lin and Tzu-Ming Pan. Production of the secondary metabolites γ-aminobutyric acid and monacolin K by fermentation of *Monascus*. J Ind Microb Biotech., (2003) 30: 41-46. (SCI)

- Jyh-Jye Wang, Tzu-Ming Pan. Improvement of monacolin K, γ-aminobutyric acid and citrinin production ratio as a function of environmental conditions of *Monascus purpureus* NTU 601. J Ind Microb Biotech., (2003) 30: 669-676. (SCI)

- Jyh-Jye Wang, Tzu-Ming Pan. Effect of red mold rice supplements on serum and egg yolk cholesterol levels of laying hens. J Agri Food Chem., (2003) 51: 4824-4829. (SCI)

- Jyh-Jye Wang, Chung-Lin Lee and Tzu-Ming Pan. Modified mutation method for screening low citrinin-producing strains of *Monascus purpureus* on rice culture. J Agri Food Chem., (2004) 52: 6977-6982. (SCI)

- Chun-Lin Lee, Tsung-Yu Tsai, Shein-Da Gong, Chieh-Jen Shih, Mei-Yuh Chung, Tzu-Ming Pan. Study on hypolipidemic effects of *Monascus* powder in a Hamster model of hyperlididemia. Taiwan J Agric Chem and Food Sci. (in Chinese) (2005) 43: 271-280.

- Jyh-Jye Wang, Meng-Jyh Shieh, Shing-Lin Kuo, Chung-Lin Lee, Tzu-Ming Pan. Effect of red mold rice on antifatigue and exercise-related changes in lipid peroxidation in endurance exercise, Appl. Microb. & Biotech. (2007) 70: 247-253. (SCI)

- Chun-Lin Lee, Tsung-Yu Tsai, Jyh-Jye Wang, and Tzu-Ming Pan. In vivo hypolipidemic effects and safety of low dosage *Monascus* powder in a hamster model of hyperlipidemia, Appl. Microb. & Biotech. (2007) 70: 533-540. (SCI)

- Chun-Lin Lee, Jyh-Jye Wang, Tzu-Ming Pan. Synchronous analysis method for detection of citrinin and the lactone and acid forms of monacolin K in red mold rice, J AOAC International (2007) 89: 669-677. (SCI)

- Wun-Yuan Lin, Ching-Yung Song, and Tzu-Ming Pan. Proteomic analysis of Caco-2 cells treated with monacolin K, J Agri Food Chem. (2007) 54: 6192-6200. (SCI)

- Chiun-Chieh Yu, Chun-Lin Lee and Tzu-Ming Pan. A novel formulation approach for preparation of nanoparticulate red mold rice, J Agri Food Chem. (2007) 54: 6845-6851. (SCI)

- Jyh-Jye Wang', Tzu-Ming Pan, Meng-Jyh Shieh, Chun-Chen Hsu. Effect of red mold rice supplements on serum and meat cholesterol levels of broilers chicken. Appl. Microb. & Biotech. (2007) 71: 812-818. (SCI)

- Chun-Lin Lee, Jyh-Jye Wang, Shing-Lin Kuo, Tzu-Ming Pan. *Monascus* fermentation of dioscorea for increasing the production of cholesterol lowering agent—monacolin K and anti-inflammation agent—monascin, Appl. Microb. & Biotech. (2007) 72: 1254-1262. (SCI)

- Chiu-Hsia Chiu, Kuang-Huei Ni, Yuan-Kuang Guu, and Tzu-Ming Pan. Production of red mold rice using a modified Nagata type koji maker. Appl. Microb. & Biotech. (2007) 73: 297-304. (SCI)

- Wun-Yuan Lin, Yang-Chung Ting, Tzu-Ming Pan. Proteomic response to intracellular proteins of *Monascus pilosus* grown under phosphate-limited complex medium with different growth rates and pigment production. J Agri Food Chem. (2007) 55: 467-474. (SCI)

- Tzu-Ming Pan, Chih-Chieh Wang. Method for producing eggs with low cholesterol level. United States Patent (Patent No. US 7,157,107 B2) (2007) .

- Wun-Yuan Lin, Jui-Yun Chang, Pei-Ching Tsai, Tzu-Ming Pan. Metabolic protein patterns and monascorubrin production revealed through proteomic approach for *Monascus pilosus* treated with cycloheximide, J Agri Food Chem. (2007) 55: 5559-5568. (SCI)

- Chun-Lin Lee, Hsi-Kai Hung, Jyh-Jye Wang, Tzu-Ming Pan. Improving the ratio of monacolin K to citrinin production of *Monascus purpureus* NTU 568 under dioscorea medium through the mediation of pH value and ethanol addition. J Agri Food Chem. (2007) 55: 6493-6502. (SCI)

- Chun-Lin Lee, Hsi-Kai Hung, Jyh-Jye Wang, Tzu-Ming Pan. Red mold dioscorea has greater hypolipidemic and antiatherosclerotic effect than traditional red mold rice and unfermented dioscorea in hamsters J Agri Food Chem. (2007) 55: 7162-7169. (SCI)

- Chun-Lin Lee, Tzong-Fu Kuo, Jyh-Jye Wang, Tzu-Ming Pan. Red mold rice ameliorates impairment of memory and learning ability in intracere- broventricular amyloid beta-infused rat via repressing amyloid beta accumulation, J Neurosci. Rese. (2007) 85: 3171-3182. (SCI)

- Wun-Yuan Lin, Wei-Yi Hsu, Chih-Hsuan Hish, Tzu-Ming Pan. Proteome changes in Caco-2 cells treated with *Monascus*-fermented red mold rice extract. J Agri Food Chem. (2007) 55: 8987-8994. (SCI)

- Wun-Yuan Lin, Jui-Yun Chang, Chih-Hsuan Hish, Tzu-Ming Pan. Proteome response of *Monascus pilosus* during rice starch limitation with suppression of monascorubramine production. J Agri Food Chem. (2007) 55: 9226-9234. (SCI)

- Chun-Lin Lee, Wen-Pei Chen, Jyh-Jye Wang, Tzu-Ming Pan. A simple and rapid approach for removing citrinin and remaining monacolin K in red mold rice. J Agri Food Chem. (2007) 55: 11101-11108. (SCI)

【特別收錄二】紅麴相關研究成果之論文（包括專利）發表

- Wun-Yuan Lin, Jui-Yun Chang, Chih-Hsuan Hish, Tzu-Ming Pan. Profiling the *Monascus pilosus* proteome during nitrogen limitation. Agri Food Chem. (2008) 56: 433-441. (SCI)

- Chun-Lin Lee, Jyh-Jye Wang, Tzu-Ming Pan. Red mold rice extract represses amyloid beta peptide-induced neurotoxicity via potent synergism of anti-inflammatory and anti-oxidative effect. Appl. Microb. & Biotech. (2008) 79: 829-841. (SCI)

- Tzu-Ming Pan. The application and the status of intellectual property right protection of red mold rice. J Life Sci. (2008) 2: 38-54. (SCI)

- Wen-Pei Chen, Bing-Ying Ho, Chung-Lin Lee, Chung-Hsien Lee and Tzu-Ming Pan. Red mold rice prevents the development of obesity, dyslipidemia and hyperinsulinemia induced by high-fat diet. Int. J. Obes. (2008) 32: 1694-1704. (SCI)

- Chiun-Chieh Yu, Jyh-Jye Wang, Chun-Lin Lee, Shu-Hui Lee and Tzu-Ming Pan. Safety and mutagenicity evaluation of nanoparticulate red mold rice. J Agri Food Chem. (2008) 56: 11038-11048. (SCI)

- Cheng-Lun Wu, Chun-Lin Lee, and Tzu-Ming Pan. Red mold dioscorea has greater anti-hypertensive effect than traditional red mold rice in spontaneously hypertensive rats. J Agri Food Chem. (2009) 57: 5035-5041. (SCI)

- Bing-Ying Ho and Tzu-Ming Pan. The *Monascus* metabolite, monacolin K, reduces tumor progression and metastasis of Lewis lung carcinoma cells. J Agri Food Chem. (2009) 57: 8258-8265. (SCI)

- Bao-Hong Lee, Bing-Ying Ho, Chin-Thin Wang, Tzu-Ming Pan. Red mold rice promoted antioxidase activity against oxidative injury and improved the memory ability of Zn-deficient rats, J Agri Food Chem. (2009) 57: 10600-10607. (SCI)

【特別收錄二】紅麴相關研究成果之論文（包括專利）發表

- Tzu-Lian Wang, Tzu-Ming Pan, Zuing-Lin Kong. Study on the effect of cholesterol-lowing of combination of red mold rice product. J Taiwan Dietary Nutr. (in Chinese) (2009) 1 (2): 13-20.

- Chun-Lin Lee, Tzong-Fu Kuo, Cheng-Lun Wu, Jyh-Jye Wang, Tzu-Ming Pan. Red mold rice promotes neuroprotective sAPPalpha secretion instead of Alzheimer's risk factors and amyloid beta expression in hyperlipidemic Aβ40-infused rats. J Agri Food Chem. (2010) 58: 2230-2238. (SCI)

- Wei-Hsuan Hsu, Bao-Hong Lee, Tzu-Ming Pan. Red mold dioscorea-induced G2/M arrest and apoptosis in human oral cancer cells. J Sci Food & Agri. (2010) 90: 2709-2715. (SCI)

- Bing-Ying Ho, Yao-Ming Wu, Ya-Wen Hsu, Li-Chuan Hsu, Yao-Haur Kuo, King-Jen Chang, Tzu-Ming Pan. Effects of Monascus-fermented rice extract on malignant cell associated neovascularization and intravasation by chicken embryo chorioallantoic membrane model. Integr. Cancer Ther. (2010) 9: 204-212. (SCI)

- Wei-Hsuan Hsu, Bao-Hong Lee and Tzu-Ming Pan. Protection of Monascus-fermented dioscorea against DMBA-induced oral injury in hamster by anti-inflammatory and antioxidative potentials. J Agri Food Chem. (2010) 58: 6715-6720. (SCI)

- Shin-Wei Chen, Yeu-Ching Shi, Bao-Hong Lee, Tzu-Ming Pan. Effect of Monascus fermented rice on the sperm morphology and reproductive performance in zinc deficient rats. J. Food Agri. Chem. (in Chinese) (2010) 48: 74-83.

- Yeu-Ching Shi and Tzu-Ming Pan. Anti-diabetic effects of Monascus purpureus NTU 568 fermented products on streptozotocin-induced diabetic rats. J Agri Food Chem. (2010) 58: 7634-7640. (SCI)

- Chun-Hsien Lee, Chun-Lin Lee and Tzu-Ming Pan. A 90-D toxicity study of Monascus–fermented products including high citrinin level. J. Food Sci. (2010) 75: T91-T97. (SCI)

- Ya-Wen Hsu, Li-Chuan Hsu, Yu-Han Liang, Yao-Haur Kuo, and Tzu-Ming Pan. Monaphilones A-C, three new antiproliferative azaphilone derivatives from *Monascus purpureus*. J Agri Food Chem. (2010) 58: 8211-8216. (SCI)

- Yeu-Ching Shi and Tzu-Ming Pan. Antioxidant and pancreas-protective effect of red mold fermented products on streptozotocin-induced diabetic rats. J Sci Food & Agri. (2010) 90: 2519-2525. (SCI)

- Chun-Lin Lee, Yi-Hsin Kung, Wen-Lin Tsai, Mei-Yuh Chung, Tzu-Ming Pan. Studies on body fat-lowering effects of a commercial *Monascus*-fermented product using a high-fat diet-induced obese rat model. Taiwan J Agric Chem and Food Sci. (in Chinese) (2010) 48: 128-137.

- Chun-Lin Lee, Yi-Hsin Kung, Cheng-Lun Wu, Ya-Wen Hsu, Tzu-Ming Pan. Monascin and ankaflavin act novel hypolipidemic and high density lipoprotein cholesterol-raising agents in red mold dioscorea. J Agri Food Chem. (2010) 58: 9013-9019. (SCI)

- Ya-Wen Hsu, Li-Chuan Hsu, Chao-Lin Chang, Yu-Han Liang, Yao-Haur Kuo and Tzu-Ming Pan. New anti-inflammatory and anti-proliferative constituents from fermented red mold rice *Monascus purpureus* NTU 568. Molecules (2010) 15, 7815-7824. (SCI)

- Pey-Chyi Jou, Bing-Ying Ho, Ya-Wen Hsu, and Tzu-Ming Pan. The Effect of *Monascus* secondary polyketide metabolites, monascin and ankaflavin, on adipogenesis and lipolysis activity in 3T3-L1. J Agri Food Chem. (2010) 58: 12703-12709. (SCI)

- Yeu-Ching Shi and Tzu-Ming Pan. Characterization of a multifunctional *Monascus* isolate NTU 568 with high azaphilone pigments production. Food Biotechnol (2010) 24: 349-363. (SCI)

- Li-Chuan Hsu, Ya-Wen Hsu, Yu-Han Liang, Yao-Haur Kuo and Tzu-Ming Pan. Anti-tumor and anti-inflammatory properties of ankaflavin and monaphilone A from *Monascus purpureus* NTU 568. J Agri Food

【特別收錄二】 紅麴相關研究成果之論文（包括專利）發表

Chem. (2011) 59: 1124-1130. (SCI)

- Cheng-Lun Wu, Yao-Haur Kuo, Chun-Lin Lee, Ya-Wen Hsu, Tzu-Ming Pan. Synchronous liquid chromatography analysis method with photodiode array and mass spectrometry for the detection of citrinin, monascin, ankaflavin, and the lactone and acid forms of monacolin K in red mold rice. J AOAC International (2011) 94: 179-190. (SCI)

- Chia-Ying Chuang, Yeu-Ching Shi, He-Pei You, Yi-Hiyuan Lo and Tzu-Ming Pan. Antidepressant effect of GABA-rich *Monascus*-fermented product on forced swimming rat model. J Agri Food Chem. (2011) 59: 3027-3034. (SCI)

- Yeu-Ching Shi, Tzu-Ming Pan. Beneficial effects of *Monscus purpureus* NTU 568-fermented products: a review. Appl. Microb. & Biotech. (2011) 90: 1207-1217. (SCI)

- Ya-Wen Hsu, Li-Chuan Hsu, Yu-Han Liang, Yao-Haur Kuo and Tzu-Ming Pan. New bioactive orange pigments with yellow fluorescence from *Monascus*-fermented dioscorea. J Agri Food Chem. (2011) 59: 4512-4518. (SCI)

- Wei-Hsuan Hsu, Bao-Hong Lee, Tzu-Ming Pan. Effects of red mold dioscorea on oral carcinogenesis in DMBA-induced hamster animal model. Food and Chem. Toxicol. (2011) 49: 1292-1297. (SCI)

- Yeu-Ching Shi, Jiunn-Wang Liao and Tzu-Ming Pan. Anti-hypertriglyceridemia and anti-inflammatory activities of *Monascus*-fermented dioscorea in streptozotocin-induced diabetic rats. Exper Diab Res (2011) Article ID 710635, 11 pages doi:10.1155/2011/710635. (SCI)

- Ruei-Lan Tsai, Bing-Ying Ho and Tzu-Ming Pan. Red mold rice mitigates oral carcinogenesis in 7,12-dimethyl-1,2-benz[a]anthracene-induced oral carcinogenesis in hamster. Evid Based

Complement Alternat Med Retrieved from doi:10.1093/ecam/nep215 (2011)

● Bao-Hong Lee, Wei-Hsuan Hsu, Tzu-Ming Pan. Inhibitory effects of dioscorea polysaccharide on TNF-α induced insulin resistance in the mouse FL83B cells. J Agri Food Chem. (2011) 59: 5279–5285. (SCI)

● Tzu-Ming Pan, Chun-Lin Lee. Composition and Method for Prevention and Treatment of Alzheimer's Disease. Taiwan Patent (2011) Patent No. I-341204.

● Tzu-Ming Pan, Chun-Lin Lee. Composition and Method for Prevention and Treatment of Alzheimer's Disease. Korea Patent (2011) Patent No. 10-0959001.

● Tzu-Ming Pan, Chun-Lin Lee. Composition and Method for Prevention and Treatment of Alzheimer's Disease. Singapore Patent (2011) Patent No. 0719013-5.

● Tzu-Ming Pan and Chun-Lin Lee. A method for manufacturing a red mold dioscorea. Taiwan Patent (2011) Patent No. I-350733.

● Bao-Hong Lee, Jiunn-Wang Liao, Chin-Thin Wang, Tzu-Ming Pan. The traditional Chinese medicine, *Monascus*-fermented rice, preventing Zn deficiency-induced testes and sperm injury. J. Food and Drug Analysis, (2011) 19: 183-190. (SCI)

● Chun-Lin Lee, Tzu-Ming Pan. Red mold fermented products and Alzheimer's disease-a review. Appl. Microb. & Biotech. (2011) 91: 461-469. (SCI)

● Bing-Ying Ho, Yao-Ming Wu, King-Jen Chang, Tzu-Ming Pan. Dimerumic acid inhibits SW620 cell invasion by attenuating H_2O_2-mediated MMP-7 expression via JNK/C-Jun and ERK/C-Fos activation in an AP-1-dependent manner. Int. J. Biol. Sci. (2011), 7, 869-880. (SCI)

● Chun-Lin Lee, Yi-Hsin Kung, Jyh-Jye Wang, Tzu-Ying Lung, Tzu-Ming Pan. Enhanced hypolipidemic effect and safety of red mold dioscorea cultured in deep ocean water. J Agri Food Chem. (2011) 59: 8199-8207. (SCI)

- Yu-Ying Chang, Bao-Hong Lee, Tao Huang, Tzu-Ming Pan. Prevention of monacolin K from *Monascus*-fermented products against insulin resistance. Taiwan. J Agric Chem and Food Sci. (in Chinese) (2011) 49: 82-88.

- Wei-Hsuan Hsu and Tzu-Ming Pan. 2011, A Novel Adjuvant Therapeutic Material: Chemoprevention of *Monascus*-Fermented Product on Oral Cancer, In: Oral Cancer: Causes, Diagnosis and Treatment, Chapter IX, ISBN 978-1-61209-305-5, Editor: Michael K. Harris (Ed.), pp. 233-252, Nova Science Publishers, Inc.

- Bao-Hong Lee, Wei-Hsuan Hsu, Te-Han Liao, Tzu-Ming Pan. The *Monascus* metabolite monascin against TNF-a-induced insulin resistance via suppressing PPAR-g phosphorylation in C2C12 myotubes. Food and Chem Toxic (2011) 49: 2609–2617. (SCI)

- Shen-Shih Chiang, Shang-Ping Chang, and Tzu-Ming Pan. Osteoprotective effect of *Monascus*-fermented dioscorea in ovariectomized rat model of postmenopausal osteoporosis. J Agri Food Chem. (2011) 59: 9150-9157. (SCI)

- Chin-fu Cheng, Tzu-Ming Pan. Protective effect of *Monascus*-fermented red mold rice against alcoholic liver disease by attenuating oxidative stress and inflammatory response. J Agri Food Chem. (2011) 59: 9950-9957. (SCI)

- Tao Huang, Wei-Hsuan Hsu, Yu-Ying Chang, Tzu-Ming Pan. The anti-inflammatory effect of *Monascus*-fermented product monascin on murine macrophages. Taiwan J Agric Chem and Food Sci. (in Chinese) (2011) 49: 111-117.

- Yeu-Ching Shi, Vivian Hsiu-Chuan Liao, Tzu-Ming Pan. Monascin from red mold dioscorea as a novel antidiabetic and antioxidative stress agent in rats and Caenorhabditis elegans. Free Radic Biol. Med. (2012) **52**: 109-117. (SCI)

- Li-Chuan Hsu, Ya-Wen Hsu, Yu-Han Liang, Chia-Ching Liaw, Yao-Haur Kuo, and Tzu-Ming Pan. Induction of apoptosis in human breast adenocarcinoma cells MCF-7 by monapurpyridine A, a new azaphilone derivative from *Monascus purpureus* NTU 568. Molecules. (2012) 17: 664-673. (SCI)

- Bao-Hong Lee, Wei-Hsuan Hsu and Tzu-Ming Pan. Red mold rice against hepatic inflammatory damage in Zn-deficient rats. J Traditional Complementary Med (2012) 2: 52-60.

- Wei-Hsuan Hsu, Tzu-Ming Pan. *Monascus purpureus*-fermented products and oral cancer: a review. Appl Microbiol Biotechnol (2012) 93:1831–1842. (SCI)

- Wei-Hsuan Hsu, Bao-Hong Lee, I-Jen Lu, and Tzu-Ming Pan. Ankaflavin and monascin regulate endothelial adhesion molecules and endothelial NO synthase (eNOS) expression induced by tumor necrosis factor-α (TNF-α) in human umbilical vein endothelial cells (HUVECs) J. Agric. Food Chem. (2012) 60: 1666–1672. (SCI)

- Yeu-Ching Shi & Tzu-Ming Pan. Red mold, diabetes, and oxidative stress: a review. Appl. Microb. & Biotech. (2012) 94: 47-55. (SCI).

- Wei-Hsuan Hsu, Bao-Hong Lee, Te-Han Liao, Ya-Wen Hsu, Tzu-Ming Pan. *Monascus*-fermented metabolite monascin suppresses inflammation via PPAR-c regulation and JNK inactivation in THP-1 monocytes. Food and Chem Toxic (2012) 50: 1178–1186. (SCI)

- Kuo-Chuan Tseng, Tony J Fang, Shen-Shih Chiang, Chin-Feng Liu, Cheng-Lun Wu, Tzu-Ming Pan. Immunomodulatory activities and antioxidant properties of polysaccharides from *Monascus*-fermented products in vitro. J. Sci. Food Agri. (2012) 92: 1483–1489. (SCI)

- Chien-Li Chen, Tzu-Ming Pan. Red mold dioscorea: A potentially safe

【特別收錄二】紅麴相關研究成果之論文（包括專利）發表

traditional function food for the treatment of hyperlipidemia. Food Chem. (2012) 134: 1074–1080. (SCI)

- Tzu-Ming Pan, Chun-Lin Lee. Composition and Method for Prevention and Treatment of Alzheimer's Disease. US Patent (2012) Patent No. US 8097259B2.

- Bao-Hong Lee and Tzu-Ming Pan. Benefit of *Monascus*-fermented products for hypertension prevention: a review. Appl Microbiol Biotechnol (2012) 94: 1151-1161. (SCI)

- Chun-Lin Lee and Tzu-Ming Pan. Development of *Monascus* fermentation technology for high hypolipidemic effect. Appl Microbiol Biotechnol (2012) 94: 1449-1459. (SCI)

- Yeu-Ching Shi, Chan-Wei Yu, Vivian Hsiu-Chuan Liao, Tzu-Ming Pan. *Monascus*-fermented dioscorea enhances oxidative stress resistance via DAF-16/FOXO in Caenorhabditis elegans. PLoS ONE (2012) 7(6): e39515 (SCI)

- Chih-Chen Huang, Bing-Ying Ho, and Tzu-Ming Pan. Modulation of proinflammatory cytokines by red mold dioscorea ethanol extract in radioactive cobalt-60 exposure. J Food Drug Anal. (2012) 20: 516-531. (SCI)

- Bao-Hong Lee, Wei-Hsuan Hsu, Te-Han Liao and Tzu-Ming Pan. Inhibition of leukemia proliferation by a novel polysaccharide identified from *Monascus*-fermented dioscorea via inducing differentiation. Food Fun. (2012) 3: 758-764. (SCI)

- Tzu-Ming Pan and Chun-Lin Lee. A method for manufacturing a red mold dioscorea. Japan Patent (2012) Patent No. 4948609.

- Chun-Lin Lee, Tzu-Ming Pan. Composition and Method for Prevention and Treatment of Alzheimer's Disease. Japan Patent (2012) Patent No. 4974031.

- Li-Chuan Hsu, Ya-Wen Hsu, Yu-Han Liang, Zhi-Hu Lin, Yao-Haur Kuo, and Tzu-Ming Pan. Protective effect of deferricoprogen isolated from *Monascus purpureus* NTU 568 on citrinin-induced apoptosis in HEK-293 cells. J. Agric. Food Chem. (2012) 60: 7880–7885. (SCI)

- Wei-Hsuan Hsu, Bao-Hong Lee, Yu-Chun Huang, Ya-Wen Hsu, Tzu-Ming Pan. Ankaflavin, a novel Nrf-2 activator for attenuating allergic airway inflammation. Free Radic Biol. Med. (2012) 53: 1643-1651. (SCI)

- Bao-Hong Lee, Wei-Hsuan Hsu, Yu-Ying Chang, Hsuan-Fu Kuo, Ya-Wen Hsu, Tzu-Ming Pan. Ankaflavin: a natural novel PPARg agonist upregulates Nrf2 to attenuate methylglyoxal-induced diabetes in vivo. Free Radic Biol. Med. (2012) 53: 2008-2016. (SCI)

- Chun-Lin Lee, Tzu-Ming Pan. Composition and Method for Prevention and Treatment of Alzheimer's Disease. Canada Patent (2012) Patent No. 2616971.

- Tzu-Ming Pan and Wen-Pei Chen. Composition and manufacturing method for antiobesity with a red mold fermentation product. China Patent (2012) Patent No. ZL 2009 I 0164001.9.

- Chun-Lin Lee, Yu-Ping Hung, Ya-Wen Hsu, Tzu-Ming Pan. Monascin and ankaflavin have more anti-atherosclerosis effect and less side effect involving increasing creatinine phosphokinase activity than monacolin K under the same dosages. J. Agric. Food Chem. (2013) 61: 143-150. (SCI)

- Bao-Hong Lee, Tzu-Ming Pan. Dimerumic acid, a novel antioxidant identified from *Monascus*-fermented products exerts chemoprotective effects: mini review. J Fun Food, (2013) 5: 2-9. (SCI)

- Wei-Hsuan Hsu, Te-Han Liao, Bao-Hong Lee, Ya-Wen Hsu, Tzu-Ming Pan. Ankaflavin regulates adipocyte function and attenuates hyperglycemia caused by high-fat diet via PPAR-g activation. J Fun Food, (2013) 5: 124-132. (SCI)

- Wei-Hsuan Hsu, Yu-Chun Huang, Bao-Hong Lee, Ya-Wen Hsu, Tzu-Ming Pan. The improvements of ankaflavin isolated from *Monascus*-fermented products on dyslipidemia in high-fat diet-induced hasmster. J Fun Food, (2013) 5: 434-443. (SCI)

- Bao-Hong Lee, Wei-Hsuan Hsu, Tao Huang, Yu-Ying Chang, Ya-Wen Hsu, and Tzu-Ming Pan. Effects of monascin on anti-inflammation mediated by Nrf2 activation in advanced glycation end product-treated THP-1 monocytes and methylglyoxal-treated Wistar rats. J. Agric. Food Chem. (2013) 61: 1288-1298. (SCI)

- Chun-Lin Lee, Ja-Yan Wen, Ya-Wen Hsu, and Tzu-Ming Pan. *Monascus*-fermented yellow pigments monascin and ankaflavin, showed antiobesity effect via the suppression of differentiation and lipogenesis in obese rats fed a high-fat diet. J. Agric. Food Chem. (2013) 61: 1493-1500. (SCI)

- Bao-Hong Lee, Wei-Hsuan Hsu, Ya-Wen Hsu and Tzu-Ming Pan. Dimerumic acid attenuates receptor for advanced glycation endproduct (RAGE) signal to inhibit inflammation and diabetes mediated by Nrf2 activation and promoted methylglyoxal metabolism into D-lactate acid. Free Radic Biol. Med. (2013) 60: 7-16. (SCI)

- Tzu-Ming Pan and Chun-Lin Lee. A method for manufacturing a red mold dioscorea. Korea Patent (2013) Patent No. 10-1227332.

- Li-Chuan Hsu, Yu-Han Liang, Ya-Wen Hsu, Yao-Haur Kua and Tzu-Ming Pan. Anti-inflammatory properties of yellow and orange pigment from *Monascus purpureus* NTU 568. J. Agric. Food Chem. (2013) 61: 2796-2802. (SCI)

- Bao-Hong Lee, Wei-Hsuan Hsu, Ya-Wen Hsu and Tzu-Ming Pan. Dimerumic acid protects pancreas damage and elevates insulin production in methylglyoxal-treated pancreatic RINm5F cells. J Fun

Food, (2013) 5: 642-650. (SCI)

● Bao-Hong Lee, Wei-Hsuan Hsu, Tao Huang, Yu-Yin Chang, Ya-Wen Hsu, and Tzu-Ming Pan. Monascin improves diabetes and dyslipidemia by regulating PPARγ and inhibiting lipogenesis in fructose-rich diet-induced C57BL/6 mice. Food & Fun. (2013) 4: 950- 959. (SCI).

● Wei-Hsuan Hsu, Bao-Hong Lee, Chih-Heng Li, Ya-Wen Hsu, and Tzu-Ming Pan. Monascin and AITC attenuate methylglyoxal-induced PPARγ phosphorylation and degradation through inhibition of the oxidative stress/PKC pathway depending on Nrf2 activation. J. Agric. Food Chem. (2013) 61: 5996-6006. (SCI)

● Chien-Li Chen, Tzu-Ming Pan. Red mold dioscorea decreases blood pressure when administered alone or with amlodipine and is a potentially safe functional food in SHR and WKY rats. J Fun Food, (2013) 5: 1456–1465. (SCI)

● Wei-Hsuan Hsu, Bao-Hong Lee, Ya-Wen Hsu, Tzu-Ming Pan. PPAR-gamma activators monascin and rosiglitazone attenuate carboxymethyllysine-induced fibrosis in hepatic stellate cells through regulating oxidative stress pathway but independent on RAGE signaling. J. Agric. Food Chem. (2013) 61: 6873–6879. (SCI)

● Wei-Hsuan Hsu, Bao-Hong Lee, Ya-Wen Hsu, Tzu-Ming Pan. Inhibition of Th2 cytokine production in T cells by monascin via PPAR-γ activation. J. Agric. Food Chem. (2013) 61: 8126–8133. (SCI)

● Bao-Hong Lee, Wei-Hsuan Hsu, Ya-Wen Hsu, Tzu-Ming Pan. Suppression of dimerumic acid on hepatic fibrosis caused from carboxymethyl-lysine (CML) by attenuating oxidative stress depends on Nrf2 activation in hepatic stellate cells (HSCs). Food and Chem Toxic (2013) 62: 413–419. (SCI)

● Wei-Hsuan Hsu, Bao-Hong Lee, Yu-Ying Chang, Ya-Wen Hsu, Tzu-Ming Pan. A novel natural Nrf2 activator with PPARγ-agonist (monascin)

【特別收錄二】紅麴相關研究成果之論文（包括專利）發表

227

attenuates the toxicity of methylglyoxal and hyperglycemia. Toxico Appl Pharm (2013) 272: 842-851. (SCI)

- Li-Chun Wang, Tzu-Ying Lung, Yi-Hsin Kung, Jyh-Jye Wang, Tsung-Yu Tsai, Bai-Luh Wei, Tzu-Ming Pan and Chun-Lin Lee. Enhanced anti-obesity activities of red mold dioscorea when fermented using deep ocean water as the culture water. Mar. Drugs (2013) 11: 3902-3925. (SCI)

- Wei-Hsuan Hsu, Si-Shi Lu, Bao-Hong Lee, Ya-Wen Hsu, Tzu-Ming Pan. Monacolin K and monascin attenuated pancreas impairment and hyperglycemia in BALB/c mice induced by advanced glycation endproducts. Food Funct. (2013) 4: 1742–1750. (SCI)

- Wei-Hsuan Hsu, Ting-Hung Chen, Bao-Hong Lee, Ya-Wen Hsu, Tzu-Ming Pan. Monascin and ankaflavin act as natural AMPK activators with PPARa agonist activity to down-regulate nonalcoholic steatohepatitis in high-fat diet-fed C57BL/6 mice. Food and Chem Toxic (2014) 64: 94–103. (SCI)

- Li-Chuan Hsu, Ya-Wen Hsu, Chih-Chun Hong, Tzu-Ming Pan. Safety and mutagenicity evaluation of red mold dioscorea fermented from *Monascus purpureus* NTU 568. Food and Chem Toxic (2014) 64: 161-168. (SCI)

- Tzu-Ming Pan & Wei-Hsuan Hsu. 2014. *Monascus*-Fermented Products. In: Batt, C. A., Tortorello, M. L. (Eds.), Encyclopedia of Food Microbiology, vol. 2. Elsevier Ltd, Academic Press, pp. 815-825.

- Wei-Hsuan Hsu & Tzu-Ming Pan. Treatment of metabolic syndrome with ankaflavin, a secondary metabolite isolated from the edible fungus *Monascus* spp. Appl Microbiol Biotechnol (2014) 98: 4853-4863. (SCI)

- Bijinu Balakrishnan, Chien-Chi Chen, Tzu-Ming Pan, & Hyung-Jin Kwon. Mpp7 controls regioselective Knoevenagel condensation during the biosynthesis of *Monascus* azaphilone pigments. Tetra. Let. (2014) 55: 1640–1643. (SCI)

- Wei-Hsuan Hsu, Bao-Hong Lee, and Tzu-Ming Pan. Monascin attenuates oxidative stress-mediated lung inflammation via peroxisome proliferator-activated receptor-gamma (PPAR-γ) and nuclear factor-erythroid 2 related factor 2 (Nrf-2) modulation. J. Agric. Food Chem. (2014) 62: 5337–5344. (SCI)

● Wei-Hsuan Hsu & Tzu-Ming Pan. A novel PPARgamma agonist monascin potentially applied in diabetes prevention. Food & Funct. (2014) 5: 1334-1340. (SCI)

● Ya-Yun Tan, Wei-Hsuan Hsu, Tsung-Wei Shih, Chih-Hui Lin, & Tzu-Ming Pan. Proteomic insight into the effect of ethanol on citrinin biosynthesis pathway in *Monascus purpureus* NTU 568. Food Resear International (2014) 64: 733–742. (SCI)

● Yu-Ying Chang, Wei-Hsuan Hsu, and Tzu-Ming Pan. *Monascus* secondary metabolites monascin and ankaflavin Inhibit activation of RBL-2H3 cells. J. Agric. Food Chem. (2015) 63: 192-195. (SCI)

● Chun-Lin Lee, Pei-Ying Lin, Ya-Wen Hsu, Tzu-Ming Pan. *Monascus*-fermented monascin and ankaflavin improve the memory and learning ability in amyloid β-protein intracerebroventricular-infused rat via the suppression of Alzheimer's disease risk factors. J Fun Food (2015) 18: 387-399. (SCI).

● Chien-Li Chen, Tzu-Ming Pan. Effects of red mold dioscorea with pioglitazone, a potentially functional food, in the treatment of diabetes. J Food Drug Anal. (2015) 23: 719-728. (SCI)

● Chien-Li Chen, Kuang-Yao Chang and Tzu-Ming Pan. *Monascus purpureus* NTU 568 fermented product improves memory and learning ability in rats with aluminum-induced Alzheimer's disease. J Fun Food. (2016) 21: 167-177. (SCI)

● Wei-Ting Tseng, Ya-Wen Hsu and Tzu-Ming Pan. The ameliorative effect of *Monascus purpureus* NTU 568-fermented rice extracts on 6-hydroxydopamine-induced neurotoxicity in SH-SY5Y cells and the rat model of Parkinson's disease. Food Funct (2016) 7: 752-762. (SCI)

● Wei-Ting Tseng, Ya-Wen Hsu and Tzu-Ming Pan. Neuroprotective effects of dimerumic acid and deferricoprogen from *Monascus purpureus* NTU 568-fermented rice against 6-hydroxydopamine-induced oxidative stress and apoptosis in differentiated pheochromocytoma PC-12 cells. Pharm. Biol. (2016) 54: 1434-1444. (SCI)

- Wei-Ting Tseng, Ya-Wen Hsu, and Tzu-Ming Pan. Dimerumic acid and deferricoprogen activate the Akt/HO-1 pathway and prevent apoptotic cell death in an SH-SY5Y cell model of Parkinson's disease. J. Agric. Food Chem. (2016) 64: 5995-6002. (SCI)

- Yeu-Ching Shi, Tzu-Ming Pan, Vivian Hsiu-Chuan Liao. Monascin from *Monascus*-fermented products reduces oxidative stress and amyloid-β toxicity via DAF-16/FOXO in Caenorhabditis elegans. J. Agric. Food Chem. (2016) 64: 7114-7120. (SCI)

- Chih-Fu Cheng, Tzu-Ming Pan. Ankaflavin and monascin induce apoptosis in activated hepatic stellate cells through suppression of the Akt/NF-B/p38 signaling pathway. J. Agric. Food Chem. (2016) 64: 9327-9334. (SCI)

- Yin-Ruei Wang, Sheng-Fu Liu, You-Cheng Shen, Chien-Li Chen, Chine-Ning Huang, Tzu-Ming Pan, Chin-Kun Wang. A randomized, double-blind clinical study to determine the effect of ANKASCIN 568 plus on blood glucose regulation. J Food Drug Anal. (2017) 25: 409-416. (SCI)

- Chih-Hui Lin, Tzu-Hsing Lin and Tzu-Ming Pan. Alleviation of metabolic syndrome by monascin and ankaflavin: the perspective of *Monascus* functional foods. Food Funct (2017) 8: 2102-2109. (SCI)

- Chun-Lin Lee and Tzu-Ming Pan. The prevention of Alzheimer's disease and Parkinson's disease by *Monascus purpureus* NTU 568-fermented compounds. J Alzheimers Dis Parkinsonism (2017) 7: 342. doi: 10.4172/2161-0460.1000342. (SCI)

- Chien-Li Chen, Jen-Ho Tseng, Tzu-Ming Pan, and Sheng-Huang Hsiao. A randomized, double-blind clinical study on blood pressure reduction and blood lipid profile amelioration on treatment with Ankascin 568. Chin J Phys. (2017) 60: 158-165. (SCI)

- Sheng-Fu Liu, Yin-Ruei Wang, You-Cheng Shen, Chien-Li Chen, Chine-Ning Huang, Tzu-Ming Pan, Chin-Kun Wang. A randomized, double-blind clinical study of the effects of Ankascin 568 plus on blood lipid regulation. J Food Drug Anal. (2018) 26: 393-400. (SCI)

- Chun-Lin Lee, Ja-Yan Wen, Ya-Wen Hsu, Tzu-Ming Pan. The blood lipid regulation of *Monascus*-produced monascin and ankaflavin via the suppression of low-density lipoprotein cholesterol assembly and stimulation of apolipoprotein A1 expression in liver. J Microb Immun Infect. (2018) 51: 27-37. (SCI)

- Chih-Fu Cheng, Tzu-Ming Pan. *Monascus*-fermented red mold dioscorea protects mice against alcohol-induced liver injury, while its metabolites ankaflavin and monascin regulates ethanol induced PPAR-γ and SREBP-1 expression in HepG2 cells. J Sci Food Agric (2018) 98: 1889-1898. (SCI)

- Jhao-Ru Lai, Bo-Jun Ke, Ya-Wen Hsu, Chun-Lin Lee. Dimerumic acid and deferricoprogen produced by *Monascus purpureus* attenuate liquid ethanol diet-induced alcoholic hepatitis via suppressing NF-κB inflammation signalling pathways and stimulation of AMPK-mediated lipid metabolism. J Fun Food (2019) 60: 103393. (SCI)

- Chien-Li Chen and Tzu-Ming Pan. Beneficial effects of *Monascus purpureus* NTU 568-fermented products on cholesterol in vivo and clinical trial: A review. Int Clin Med (2019) 3: 1-3. (SCI)

- Jhao-Ru Lai, Ya-Wen Hsu, Tzu-Ming Pan, Chun-Lin Lee. Monascin and ankaflavin of *Monascus purpureus* prevent alcoholic liver disease through regulating AMPK-mediated lipid metabolism and enhancing both anti-inflammatory and anti-oxidative systems. Molecules (2021) 26: 6301. (SCI)

- Ming-Chih Fang, Irene Han-Juo Cheng and Chien-Li Chen. *Monascus purpureus* fermented product ameliorates learning and memory impairment in the amyloid precursor protein transgenic J20 mouse model of Alzheimer's disease. Fermentation (2022) 8: 193. (SCI)

【特別收錄二】紅麴相關研究成果之論文（包括專利）發表

國家圖書館出版品預行編目 (CIP) 資料

潘子明紅麴健康研究室 / 潘子明著 . -- 初版 . -- 臺北
市 : 原水文化出版 : 英屬蓋曼群島商家庭傳媒股份有
限公司城邦分公司發行 , 2022.07
　　面；　公分 . -- (Family 健康飲食；52)
ISBN 978-626-96220-0-9(平裝)

1.CST: 紅麴菌 2.CST: 健康食品

411.373　　　　　　　　　　　　　　　111008697

Family 健康飲食 52

潘子明
紅麴健康研究室

作　　者／ 潘子明
企畫選書／ 林小鈴
責任編輯／ 潘玉女

行銷經理／ 王維君
業務經理／ 羅越華
總 編 輯／ 林小鈴
發 行 人／ 何飛鵬
出　　版／ 原水文化
　　　　　台北市民生東路二段 141 號 8 樓
　　　　　電話：(02) 2500-7008　傳真：(02) 2502-7676
　　　　　E-mail：H2O@cite.com.tw 部落格：http://citeh2o.pixnet.net/blog/
發　　行／ 英屬蓋曼群島商家庭傳媒股份有限公司城邦分公司
　　　　　台北市中山區民生東路二段 141 號 11 樓
　　　　　　　書虫客服服務專線：02-25007718；25007719
　　　　　24 小時傳真專線：02-25001990；25001991
　　　　　服務時間：週一至週五上午 09:30 ～ 12:00；下午 13:30 ～ 17:00
　　　　　讀者服務信箱：service@readingclub.com.tw
　　　　　劃撥帳號／ 19863813；戶名：書虫股份有限公司
香港發行／ 城邦（香港）出版集團有限公司
　　　　　香港灣仔駱克道 193 號東超商業中心 1 樓
　　　　　電話：(852)2508-6231　傳真：(852)2578-9337
　　　　　電郵：hkcite@biznetvigator.com
馬新發行／ 城邦（馬新）出版集團
　　　　　41, Jalan Radin Anum, Bandar Baru Sri Petaling,
　　　　　57000 Kuala Lumpur, Malaysia.
　　　　　電話：(603) 90578822　傳真：(603) 90576622
　　　　　電郵：cite@cite.com.my

美術設計／ 劉麗雪
攝　　影／ Studio X 賢勤藝製有限公司（梁忠賢）
製版印刷／ 卡樂彩色製版印刷有限公司
初　　版／ 2022 年 7 月 5 日
定　　價／ 500 元

城邦讀書花園
www.cite.com.tw

ISBN: 978-626-96220-0-9

—原水文化—
您的健康，原水把關